Cérebro e Pandemia

Uma Perspectiva Atual

Juan Moisés de la Serna Tuya

Marcos Altable Pérez

Mª Esther Gómez Rubio

Traduzido por: Natalia Aith

Editorial Tektime

2020

"Cérebro e Pandemia: uma Perspectiva Atual"

Escrito por Juan Moisés de la Serna Tuya, Marcos Altable Pérez y Mª Esther Gómez Rubio

Traduzido por: Natalia Aith

1ª edição: maio 2020

© Juan Moisés de la Serna, 2020

© Ediciones Tektime, 2020

Todos os direitos reservados

Distribuído por Tektime

https://www.traduzionelibri.it

Para referenciar:

De la Serna Tuya, J.M.; Altable Pérez, M. e Gómez Rubio, M.E.. *Cérebro e Pandemia: uma Perspectiva Atual.* [tradução Natália Aith]. Montefranco, Itália. Editorial Tektime, 2020.

Título original: *Cerebro y Pandemia: una Perspectiva Actual.*

Declaração:

Os autores estão de acordo com os conteúdos incluídos no manuscrito, manifestando que não existe conflito de interesse.

Aviso Legal

Prólogo

Embora a principal preocupação em relação à COVID-19 seja com suas consequências, principalmente em termos de problemas respiratórios, os avanços no conhecimento dessa doença têm nos permitido compreender como seus efeitos se estendem além dos pulmões, podendo chegar a afetar o sistema nervoso.

Este texto aborda, em uma perspectiva dupla, as implicações cerebrais do COVID-19, a primeira da neurologia em que são consideradas as implicações neurais da doença, apresentada pelo Dr. Marcos Altable Pérez, Neurologista e fundador da Neuroceuta em Ceuta; e a segunda da neuropsicologia, onde são entendidos os diversos processos cognitivos que estiveram envolvidos nesta pandemia.

Além disso, o texto conta com o testemunho excepcional da Dra. Mª Esther Gómez Rubio, Psicóloga Clínica e Neuropsicóloga, Especialista da Área do Hospital Nacional de Paraplégicos (SESCAM), que nos conta sua experiência nos momentos mais complicados da pandemia.

Sobre os autores:

Dr. Marcos Altable Pérez, Bacharel em Medicina, especialista em Neurologia, Mestre em Neurologia Pediátrica e Neurodesenvolvimento e Mestre em Neuropsicologia. Com múltiplas publicações em diversos meios (revistas científicas e congressos nacionais e internacionais, jornais, páginas web, capítulos de livros, etc.) aliando a prática clínica em Ceuta, com estudo contínuo e atualização em Neurologia, Neuropediatria e Neuropsicologia.

Dr. Juan Moisés de la Serna, Doutor em Psicologia, Mestre em Neurociências e Biologia Comportamental e Especialista em Hipnose Clínica, diretor dos cursos de pós-graduação da TECH Universidad Tecnológica e da Universidad Europea Miguel de Cervantes; professor de pós-graduação e diretor da TFM na Universidad Internacional de la Rioja e na Universidad Internacional de Valencia.

Dra. Mª Esther Gómez Rubio, Psicóloga Especialista em Psicologia Clínica, Graduada em Filosofia e Ciências da Educação (seção Filosofia), Mestre em Neuropsicologia Cognitiva, Mestre em Psicopatologia e Saúde, Mestre em Modificação do Comportamento, Especialista da Área do Hospital Nacional de Paraplégicos (SESCAM). Graduada em Filosofia pela UCM, Psicóloga especializada em Psicologia Clínica UNED, PIR Hospital de la Princesa (Madri), Mestre em Psicopatologia e Saúde UNED, Mestre em Modificação do Comportamento UNED, Mestre em Neuropsicologia Cognitiva UCM e FEA SESCAM, médica assistente do Hospital Nacional de Paraplégicos

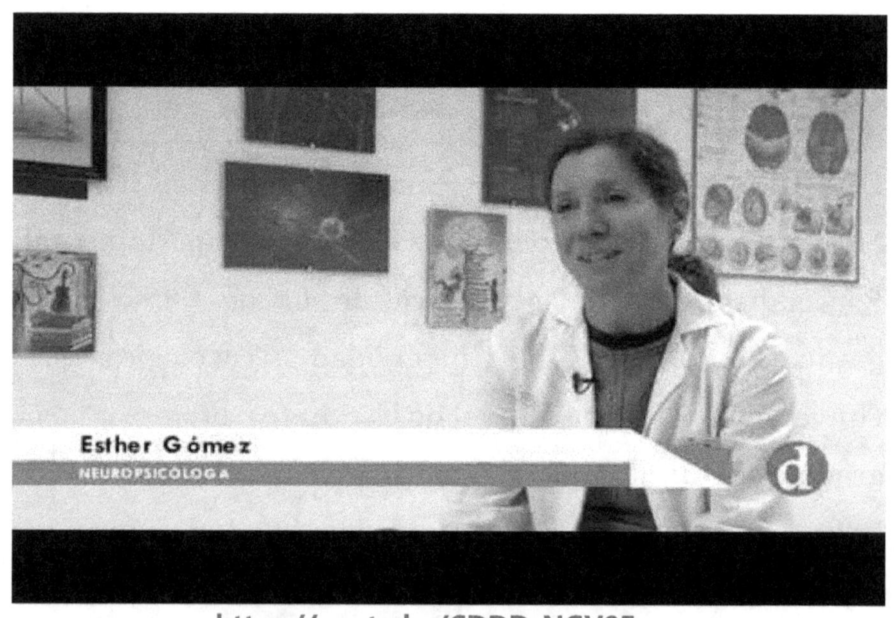

https://youtu.be/CDDDsNGV0Eg

Sumário

Capítulo 1. Introdução ao estudo do Cérebro

A pesquisa sobre o cérebro tem sido uma constante na ciência, há vestígios sobre isso desde a época dos egípcios, que deixaram evidências de trepanações cranianas que realizavam para "libertar" o paciente de seus problemas, prática que se manteve até o desenvolvimento da medicina como ciência (Collado-Vázquez & Carrillo, 2014).

Os primeiros estudos anatômicos descritivos dos cérebros post mortem permitiram diferenciar lobos, sulcos e fissuras cerebrais a nível de córtex e a identificação das estruturas subcorticais, as quais eram visíveis apesar do tamanho reduzido de algumas.

O desenvolvimento do microscópio permitiu o surgimento da histologia, conhecida também como anatomia microscópica, onde com o tempo começaram-se a observar as células do cérebro, e posteriormente foi possível classificá-las e estabelecer as regiões onde são encontradas com mais frequência, e graças às manchas e contrastes como, por exemplo, com cloreto de ouro ou cromato de prata, foi possível delimitar a estrutura das camadas e dentro delas as formas dos neurônios.

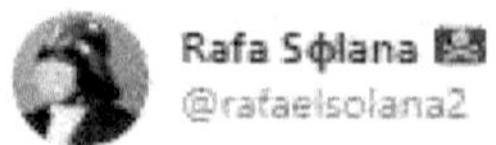

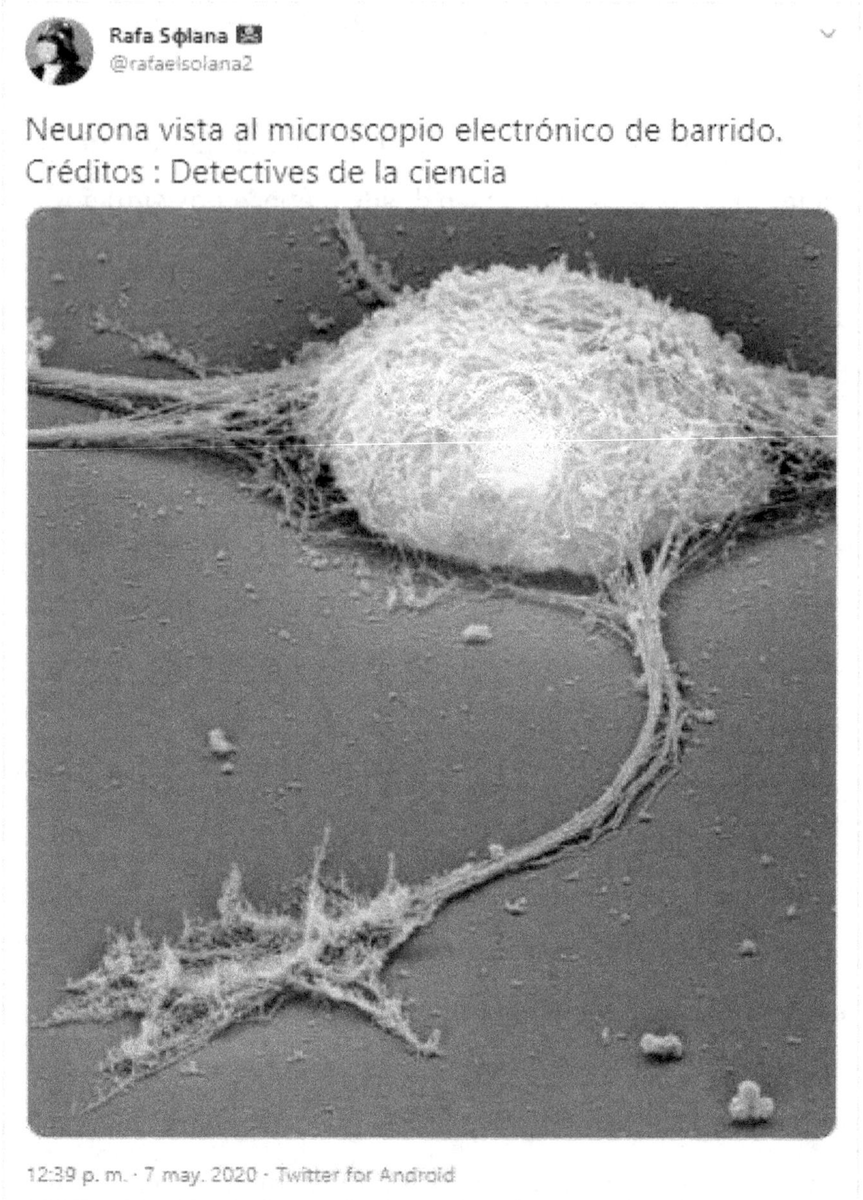
Rafa Sφlana
@rafaelsolana2
Neurona vista al microscopio electrónico de barrido.
Créditos : Detectives de la ciencia
12:39 p. m. · 7 may. 2020 · Twitter for Android

Ilustração 1 Tweet de Neurônio no Miscroscópio Eletrônico

Atualmente os microscópios eletrônicos, tem uma resolução cinco mil vezes maior que os microscópios óticos, e tem nos permitido observar as mitocôndrias, o complexo de Golgi e outras estruturas internas dos neurônios, assim como das proteínas (@rafaelsolana2, 2020) (ver).

É preciso esclarecer que, hoje em dia, falar das neurociências e do cérebro é bastante habitual, mas nem sempre foi assim, por ser um campo do conhecimento que surgiu há relativamente pouco tempo; apesar de que em sentido estrito não é possível dizer que exista uma neurociência como tal, e sim um conjunto de contribuições dos diversos ramos do conhecimento que alimentam e compõem o corpo das neurociências. Então, se o seu objeto de estudo for levado em consideração, o sistema nervoso e sua atividade poderá ser entendido abrangendo tanto a anatomia e a bioquímica, como também a genética, e até a psicologia.

Embora inicialmente possa ter surgido como uma especialização da medicina, das análises anatomofisiológicas do sistema nervoso, hoje em dia seria impossível separá-lo de todas as contribuições que recebeu das outras áreas do conhecimento.

As neurociências não só vão servir para explicar como funciona o sistema nervoso, e seu órgão mais importante, o cérebro, mas também vão lidar com várias subáreas, como o neuromarketing, a neuroeconomia (Terán & López-Pascual, 2019), a neurofarmacologia, a neuropsicologia, a neuroanatomia, a neurolinguística entre outras.

A importância deste campo de estudo é que graças a ele se pôde conhecer muito melhor como agir como pessoa e como sociedade, assim como na hora de encarar transtornos de desenvolvimento superimportantes como o Transtorno do Espectro Autista ou doenças neurodegenerativas como a Doença de Alzheimer.

É um campo de conhecimento em que participam pesquisadores de todos os países, que dia a dia vão apresentado novas informações, nos fazendo pensar em novas questões, na busca para entender o órgão mais complexo do corpo humano, o cérebro.

Por exemplo, no estudo para a compreensão sobre o tema do desenvolvimento dos superdotados ou das pessoas com altas habilidades, este parece estar um pouco longe do interesse da sociedade, mais sensibilizada com outras problemáticas, entendendo que os "mais inteligentes" vão poder "sobreviver" e "seguir adiante" por si próprios, focando as políticas em necessidades especiais com os que "realmente necessitam" para que possam alcançar o mesmo nível que o resto, e melhorar na medida do possível.

Por outro lado, existem pessoas que se preocupam com

este grupo, que estabelecem políticas orientadas a detecção precoce e treinamento específico para potencializar suas capacidades como uma forma de investir no seu próprio futuro por parte da sociedade, sabendo que estas pessoas vão ser as que amanhã vão conseguir solucionar os problemas que vão surgindo, trazendo novos avanços e descobertas.

Existem duas concepções baseadas em abordagens distintas da inteligência. A primeira seria de uma mais biológica, onde se assume que por uma dotação genética, a pessoa será assim por toda a sua vida, e isso vai "facilitar" seu desenvolvimento.

Em contrapartida, a segunda, sem negar a dotação genética, diz que se tem que trabalhar com esforço e prática para poder conseguir desenvolver ao máximo suas capacidades, o que permitirá à pessoa ser um "grande" médico, músico ou cientista, mas os superdotados possuem cérebros diferentes?

Isto é o que se tem tentado descobrir com um estudo realizado com a participação do Instituto de Investigação Biomédica August Pi i Sunyer (IDIBAPS); a Escuela Oms y Prat, Fundació Catalunya; a Fundación Oms; o Centro de Diagnóstico por Imagem do Hospital Clinic; o Grupo de Procesamiento de Datos y Señales; o Grupo de Investigação em Cuidado Digital da Universidade de Vic; junto ao

Instituto de Neurociências e o Departamento de Psicologia Clínica e Psicobiologia da Universidade de Barcelona (Espanha) e a Unidade de Mapeamento Cerebral do Departamento de Psiquiatria da Universidade de Cambridge (Inglaterra) (Solé-Casals et al., 2019).

No estudo participaram 29 meninos com média de 12 anos, 15 superdotados com Q.I. maior que 145 com percentual acima de 90% em memória, inteligência espacial, numérica, raciocínio abstrato e verbal; e o restante que seria o grupo controle com Q.I. até 126, avaliado pelo Wechsler Intelligence Scale for Children (Wechsler, 2012).

Todos eles passaram por uma ressonância magnética em repouso para comparar as características cerebrais de ambos os grupos.

Os resultados mostraram diferenças anatômicas entre ambos os grupos igualados por idade, que no caso dos superdotados continham estruturas com uma interconexão global e integrada, ou seja, uma concentração topológica é produzida no nível neural o que aumenta sua eficiência em comparação ao grupo controle, que tem uma distribuição mais ampla e difusa.

Desta forma os cérebros dos superdotados não só realizam processos mais eficientes em áreas específicas, como também a comunicação entre essas áreas e a integração da informação é mais rápida e eficiente, permitindo, por exemplo, ter uma maior capacidade na memória de trabalho, que requer a participação de diversas regiões para poder seguir e completar uma tarefa dada.

Entre as limitações do estudo existe o fato de que somente os meninos foram incluídos, deixando de fora a análise do cérebro das meninas e também que foi analisado somente o cérebro dos destros, sendo que a proporção de destros entre os superdotados foi muito menor que na população em geral.

Apesar disso, o estudo anterior permite a compreensão de que os menores superdotados vão ter uma maior capacidade cerebral de processamento da informação, o que não necessariamente se relaciona com melhores resultados acadêmicos.

Ainda que os autores não comentem sobre a "origem" destas diferenças, ao não valorizar o papel da genética ou do ambiente, é evidente que fica nas mãos do sistema educacional poder proporcionar a estimulação necessária para poder desenvolver o potencial neural do menor.

O Desenvolvimento Cerebral

O desenvolvimento do cérebro é determinado geneticamente, de modo que as estruturas neurais são "repetidas" de humano para humano, o que permite uma identificação morfológica, apesar de que não significa que os cérebros sejam iguais, mas sim a distribuição em lobos, áreas e regiões, e também os sulcos, tratos ou ventrículos neurais.

De fato, os primeiros estudos anatômicos do cérebro, realizados post mortem, focavam especialmente nas semelhanças e diferenças dos cérebros de pessoas que haviam sofrido alguma patologia, para compará-lo com os cérebros sãos, e desta forma tentar compreender as implicações neurais da referida patologia (Haines, Faaa, & Mihailoff, 2019).

Assim, um dos casos mais conhecidos na história é o de Phineas Gage, que sofreu um acidente de trabalho numa mina, onde uma barra que ele estrava trabalhando atravessou seu crânio, e a partir disso, seu comportamento se modificou para errático, imprevisível e até imprudente.

O estudo post mortem permitiu conhecer as áreas afetadas, mais especificamente o lobo frontal esquerdo, o que possibilitou estabelecer as primeiras hipóteses sobre o papel do lobo frontal no controle dos impulsos, do juízo, assim como sobre sua participação em tarefas de planejamento, coordenação, execução e supervisão de condutas (Echavarría, 2017).

Atualmente, o avanço das técnicas nos permite observar o cérebro trabalhando ao vivo em determinadas funções, o que nos possibilita conhecer não só as áreas cerebrais envolvidas, mas também as vias de comunicação entre áreas corticais e subcorticais de determinados processos, sejam do tipo mais fisiológico ou mais cognitivo, o que aplicado no âmbito da medicina, permite comparar o cérebro dos pacientes, com o "normal" e assim determinar em que ponto do mesmo se encontra o "problema" em cada caso, especialmente importante na hora da intervenção cirúrgica, quando o restante dos tratamentos não tem a eficácia esperada para a resolução do "problema". As diferenças morfológicas ou de densidade dão pistas aos neurologistas sobre as patologias que determinado paciente pode estar sofrendo, assim no caso da doença de Alzheimer a microscopia permitiu comprovar a presença de placas senis e emaranhados neurofibrilares, assim como na anatomia macroscópica onde é característico nesta doença a perda de densidade das estruturas neurais e o aumento do ventrículo

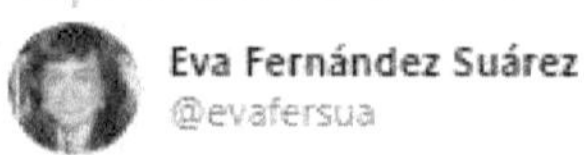

Esta es la imagen del cerebro de un ratón modelado para tener la enfermedad de Alzheimer: en rojo pueden verse las placas tóxicas de proteína amiloide y en marrón los ovillos de proteína tau (marrones).

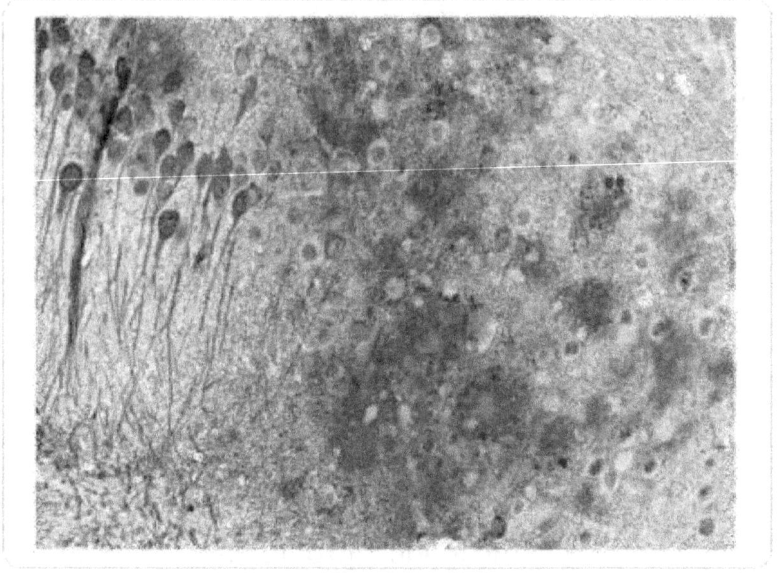

Ilustração 1 Tweet Cérebro com Alzheimer

Até este momento, o estudo do cérebro foi apresentado como se fosse estático e invariável no tempo, mas esta ideia está muito longe da realidade. De fato no desenvolvimento do cérebro podem ser distinguidas duas etapas claramente estabelecidas, antes e depois de nascer, e ao contrário do que acontece em outras espécies, o cérebro humano ainda está inacabado no momento do nascimento, o que faz com que seja menos independente, e que requeira cuidados e proteção por mais tempo.

O desenvolvimento neural já pode ser observado a partir de quatro semanas de gestação. A partir daí, começa um processo acelerado de formação de novas células, migração destas, diferenciação e especialização, para posteriormente estabelecer as interconexões axônicas entre elas (Portellano, 2000).

O sistema nervoso se desenvolve a partir do tubo neural onde na quarta semana de gestação, se divide em três vesículas do encéfalo, o rombencéfalo, o mesencéfalo e o prosencéfalo.

Nas cinco semanas de gestação já se formam as cinco vesículas de onde se desenvolvem o encéfalo, dividindo-se o rombencéfalo em metencéfalo (protuberância e cerebelo) e mielencéfalo (medula oblonga ou bulbo); o mesencéfalo dará lugar ao pedúnculo cerebral e a quatro colículos, dois superiores relacionados com a visão e dois inferiores com a audição; o prosencéfalo se dividirá em dois, o diencéfalo (tálamo, hipotálamo, subtálamo, epitálamo e terceiro ventrículo) e o telencéfalo (hemisférios cerebrais).

Com três meses de gestação, o sistema nervoso já está suficientemente formado para expressar os primeiros reflexos básicos, como mover as articulações.

Aos quatro meses, já estão formados os olhos e ouvidos, podendo o bebê ter reações a luzes e sons externos.

Com cinco meses, já começam os primeiros movimentos controlados.

Aos seis meses acontece uma desaceleração da formação de novos neurônios e em troca aumenta o processo de interconexão entre eles, formando os primeiros aprendizados simples, como por exemplo, o do hábito, onde se deixa de prestar atenção a estímulos repetitivos.

Apesar de o cérebro não parar de se desenvolver dentro do ventre materno, foi comprovado como o bebê é capaz de captar diferenças de estímulos, tanto visuais como auditivos, e através destas pode ser "ensinado".

Porém as limitações do processo tem que ser entendidas, devido aos circuitos neurais que não estão consolidados, apesar de que, se tem observado mudanças na atividade elétrica cerebral em neonatos, diante de determinados estímulos apresentados enquanto estava no ventre materno, ao comparar bebês expostos, frente aos não expostos a certa estimulação, mostrando assim a aprendizagem.

Como afirma a Universidade de Helsinki (Finlândia) (Partanen et al., 2013), onde foram estudadas 33 mulheres grávidas, das quais metade ouviram repetidamente uma pseudopalavra durante o dia, ou seja, uma palavra inventada que não existe no seu idioma, enquanto a outra metade não escutou nada novo.

Depois do nascimento, o bebê foi avaliado utilizando o registro no eletroencefalograma, que avalia a atividade elétrica do cérebro, mostrando que os bebês do primeiro grupo eram capazes de reconhecer as pseudopalavras, o que indicou certa capacidade de aprendizagem e memória, e que a partir deste estudo pôde se confirmar a importância da estimulação desde cedo no desenvolvimento cognitivo, inclusive antes do nascimento, durante a gestação.

Depois do nascimento e graças a estimulação ambiental, é produzido um grande aumento das conexões sinápticas entre os neurônios, chegando ao seu máximo aos 6 meses.

Com um ano de vida, o bebê tem quase o dobro das conexões de um adulto, conectando estruturas e áreas quase sem nenhum tipo de ordem, as quais vão se perdendo por falta de prática, graças ao fenômeno da apoptose ou morte neural programada, de forma que aqueles neurônios que não tem conexões fortes vão tender a desaparecer, mantendo somente aqueles que são "úteis" baseados na experiência e na aprendizagem, produzindo-se um afinamento cortical. Mecanismo de apoptose que não é exclusivo dos neurônios

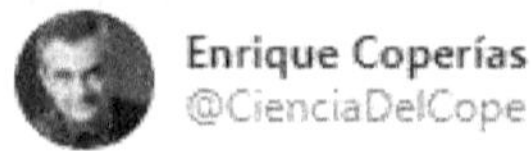

Espectacular imagen tomada con un microscopio electrónico de barrido de partículas del coronavirus SARS-CoV-2 (en rojo) sobre la superficie de una célula en estado de muerte programada (apoptosis) extraída de un paciente con #COVID—19.

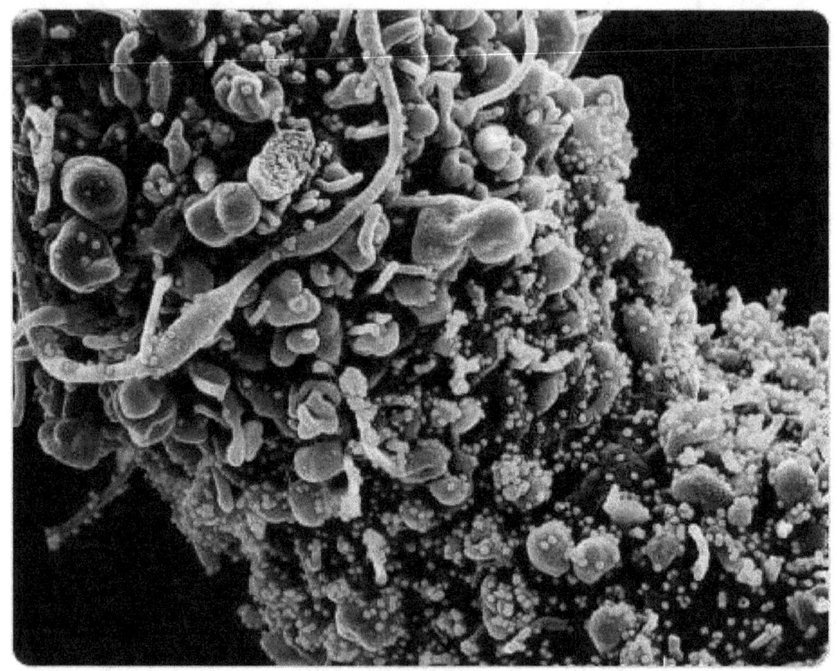

6:53 p. m. · 15 may. 2020 · Twitter Web App

Ilustração 2 Tweet Apoptose por COVID-19

Técnicas de estudo

No que diz respeito à classificação das técnicas de análise do cérebro para o seu entendimento, é possível distinguir entre técnicas invasivas e não invasivas, sendo as primeiras aquelas que requerem uma intervenção direta a nível cerebral, algo que anteriormente era uma prática "habitual", mas que a cada dia mais vai sendo deixada de lado devido ao desenvolvimento de técnicas não invasivas, destacando entre as primeiras:

- Cirurgia estereotáxica, baseada no mapeamento de estruturas cerebrais

- Eletrocorticografia, consiste na introdução de eletrodos embaixo do couro cabeludo, para uma localização mais refinada da atividade elétrica neural

- Métodos lesivos, onde se lesiona parcial ou totalmente uma estrutura ou área para estudar sua influência no comportamento do indivíduo.

- Estimulação elétrica, onde se aplicam fracos impulsos que aumentam os sinais dos neurônios próximos ao eletrodo, mostrando padrões de comportamento ou as posições das lesões.

- Intervenção farmacológica, onde administram-se fármacos para comprovar os efeitos no cérebro e no comportamento. Podem provocar lesões químicas seletivas, mediante o uso de neurotoxinas, ou afetar funções específicas, mediante a intervenção em neurotransmissores ou receptores específicos.

- Intervenção genética, onde se trata de eliminar ou substituir genes para observar os efeitos que provoca a nível neural e comportamental.

As técnicas não invasivas, por sua vez, são aquelas que permitem realizar inferências mediante avaliações, sem necessidade de interferir diretamente no cérebro da pessoa.

- Tomografia axial computadorizada ou escâner cerebral, permite mediante raios-X extrair imagens tridimensionais do cérebro em seções horizontais.

- Ressonância magnética, proporciona imagens de alta resolução a partir dos átomos de hidrogênio ativados por radiofrequência.

- Ressonância magnética ponderada por difusão, através da qual se permite determinar a tractografia a nível cerebral, podendo-se obter índices como a anisotropia fatorial e a difusividade média.

- Ressonância magnética funcional, onde se observa a mudança do fluxo do oxigênio no sangue nas zonas ativas do cérebro.

- Tomografia por emissão de pósitrons (PET), onde se

observa a atividade cerebral mediante contraste intravenoso.

- Eletroencefalografia, que avalia a atividade elétrica do cérebro a nível de couro cabeludo usando eletrodos.

- Magnetoencefalografia, que avalia os campos magnéticos das correntes elétricas

Ilustração 3 Tweet sobre Magnetoencefalografía

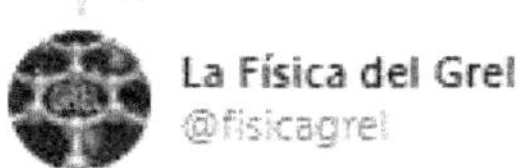

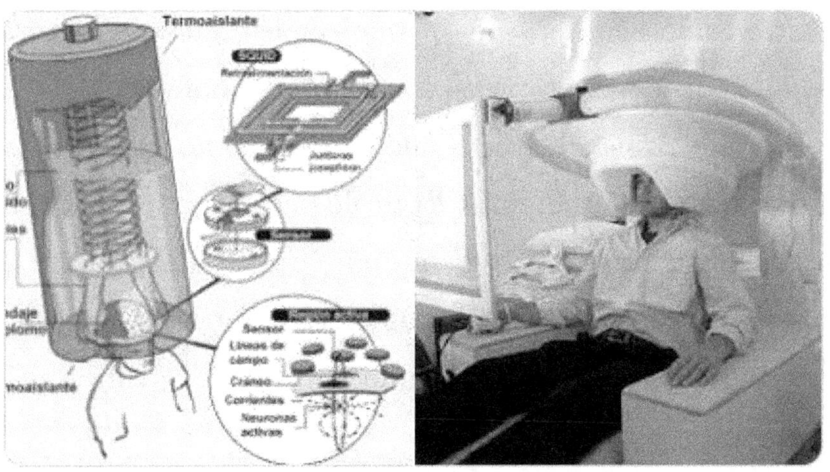

Pode-se realizar igualmente uma distinção entre as técnicas diretas e indiretas do cérebro, sendo as primeiras as que trabalham diretamente com o cérebro, seja empregando métodos invasivos ou não invasivos, ou seja, se refere a todas as técnicas comentadas na seção anterior.

As técnicas indiretas por sua vez explicam o funcionamento cerebral sem necessidade de observação direta ou inferencial, e não tanto das estruturas cerebrais, ou seja, se trata de estudar através delas o desempenho nas diferentes tarefas e com isso comprovar o funcionamento cognitivo.

Avaliações que se tornam imprescindíveis, quando as técnicas diretas não proporcionam uma informação clara a respeito, como acontece nos primeiros estágios de algumas doenças neurodegenerativas, como a de Alzheimer

Algumas dessas técnicas são genéricas, no que se refere à exploração de problemas neurológicos, enquanto outras buscam verificar se houve ou não uma deterioração em determinadas funções cognitivas, seja na atenção, memória ou na linguagem entre elas, como por exemplo, com o teste de Stroop.

Em relação ao Teste de Cores e Palavras, temos que destacar que é um dos testes mais utilizados para a detecção de problemas neuropsicológicos, danos cerebrais e avaliação de interferências.

Por sua vez, o Screening de Deterioração Cognitiva (SCIP) em Psiquiatria é um teste breve que visa avaliar a presença de déficits cognitivos mais frequentemente apresentados por adultos com algum tipo de transtorno psiquiátrico: memória, atenção, funções executivas e velocidade de processamento.

Anatomia do cérebro

Para abordar a temática do cérebro temos que compreender as partes que compõem e como funciona, então a primeira coisa a indicar e explicar é que existem termos que são usados coloquialmente de maneira semelhante, mas que anatomicamente não são, como por exemplo, falar da cabeça, do cérebro ou do encéfalo indistintamente, que em qualquer outro contexto é adequado e correto, mas no campo das neurociências é necessário distingui-lo. O encéfalo se divide em tronco encefálico, cerebelo, diencéfalo e cérebro, que junto da medula espinhal, formam o sistema nervoso central. Formando o sistema nervoso periférico pelos nervos que surgem desde o primeiro.

Em relação ao tronco encefálico, este é formado por três partes, bulbo raquidiano (onde são reguladas as funções respiratórias, o diâmetro vascular e os batimentos cardíacos; além de soluços, tosses ou vômitos); protuberância (participa na regulação da respiração); e mesencéfalo (que contém a sustância negra e participa da regulação da atividade muscular). Do tronco saem 10 pares de nervos cranianos que inervam estruturas da cabeça. A formação reticular, por sua vez, mantém a atenção e o estado de alerta.

O cerebelo, é o encarregado pela coordenação motora fina

e acurada, além de participar na postura, equilíbrio e no tônus muscular.

O diencéfalo, se divide em tálamo (encarregado na integração da informação, consciência, aprendizagem, controle emocional e da memória) e hipotálamo (que regula o comportamento e as emoções, a temperatura corporal, a sede e a fome, os ciclos circadianos e os estados de consciência, a secreção hormonal da hipófise e a regulação do sistema nervoso autônomo).

O cérebro, onde as funções cognitivas se desenvolvem, decisões conscientes, aprendizagens relacionais ou as linguagens entre muitas outras.

Em relação ao desenvolvimento da localização das funções, nas crianças existe uma atividade cerebral menos localizada, enquanto que, nos adultos, esta se distribui entre os dois hemisférios, já que a experiência vai especializando gradualmente as áreas e circuitos destinados ao processamento de determinado tipo de informação ou na realização de determinadas funções.

Sendo as áreas implicadas nas sensações as primeiras que amadurecem, seguido das de controle do movimento e por último as de planejamento e coordenação do sistema.

Baseado nas estruturas "visíveis", surgiu no século XIX um movimento que tratava de relacionar as protuberâncias no crânio com determinadas características de personalidade, denominado Frenologia.

Da mesma forma os antecedentes do localizacionismo resultaram na ideia de que o tamanho da cabeça estava associado a essa função, entendendo que, quanto maior o volume craniano, mais capacidade ela teria. Uma teoria da qual a psicologia comparada também tratou, ramo dedicado a analisar as semelhanças e diferenças dos humanos com outras espécies vivas.

Assim, entendeu-se que as espécies com um crânio maior deveriam estar mais preparadas e adaptadas a seus ambientes, devido a uma facilidade nos processos atencionais, perceptivos ou mnêmicos entre outros.

Algo que parecia constatar-se em aparência, devido a evolução dos restos ósseos dos ancestrais dos humanos, os quais mostravam claramente um aumento do tamanho do crânio, desde o Australopitecos, o Homo Sapiens, no que tem sido chamado de encefalização

Extrapolando esta visão para o mundo animal, se tem chegado a considerar que as espécies com um crânio maior que o humano, deveriam ter maiores capacidades ou habilidades que este, seria o caso de animais como o elefante, considerado o mamífero terrestre que possui o maior cérebro, levando em conta o coeficiente de encefalização

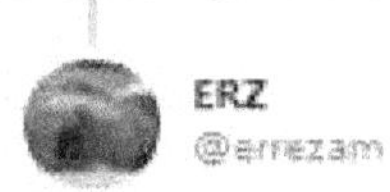

ERZ
@ernezam

Basta ver que su coeficiente de encefalización está por debajo de la línea de tendencia, lo que quiere decir que, en promedio en el reino animal, para el tamaño de cuerpo que tienen, los leones tienen un cerebro pequeño.

#eltamañosiimporta

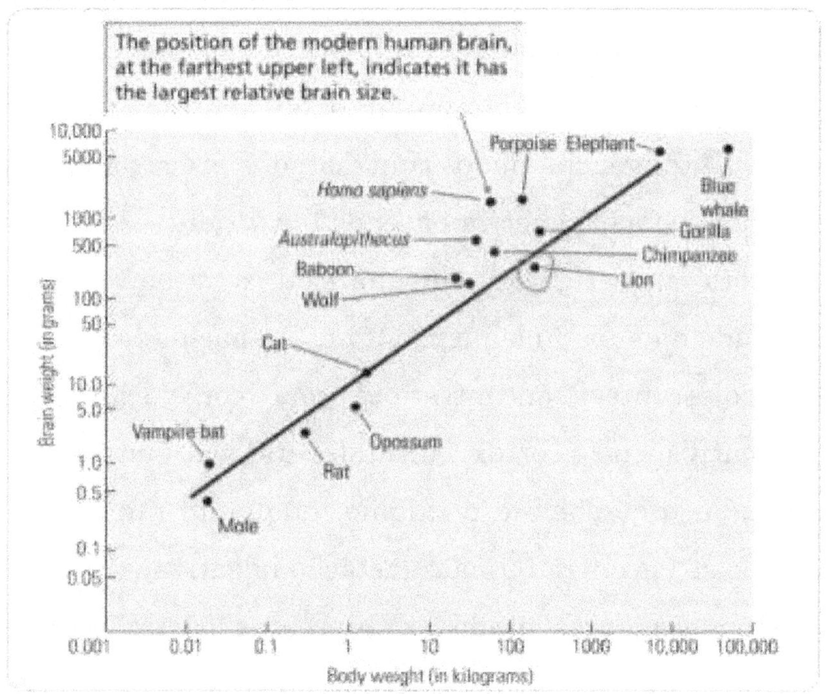

8:42 p. m. · 24 abr. 2020 · Twitter for iPhone

Ilustração 4 Tweet Coeficiente de Encefalização

Teoria que tem sido parcialmente validada, graças as novas técnicas não invasivas, empregadas pelas neurociências, seja através do registro da atividade elétrica cerebral, mediante imagens com tensor de difusão ou mediante ressonância magnética funcional entre outras.

Assim se observou, que a importância não está nem no tamanho do crânio, nem do cérebro, mas sim na densidade do córtex cerebral, chamada também de sustância cinzenta, ou seja, quanto maior o número de neurônios cerebrais, maior a inteligência, dados contrastados graças ao emprego da técnica de morfometria baseada em voxel

Nesta investigação se analisou a relação entre a densidade da substância cinzenta e a capacidade intelectual em adolescentes, encontrando uma correlação positiva significativa no córtex orbitofrontal, a circunvolução cingulada, o cerebelo e o tálamo; enquanto que no núcleo caudado se encontrou uma correlação negativa.

Uma vez apresentada as diferentes partes do cérebro humano, temos que esclarecer que todo ele pertence ao que se conhece como sistema nervoso, cujo desenvolvimento se inicia no ventre materno, e no momento do nascimento ainda não terminou sua formação, necessitando anos para que se chegue ao estado de adulto.

Da mesma forma, realizar a distinção em relação ao termo coloquialmente empregado da cabeça, que se referiria ao conteúdo do encéfalo, ou seja, este se encontra protegido pelos ossos do crânio e pelas meninges (dura-máter, aracnoide e pia-máter) flutuando no líquido cerebrespinhal; assim vale fazer a distinção entre:

a sustância cinzenta (córtex cerebral), formada por corpos neurais e dendritos, onde se produz a integração da informação e as funções cognitivas superiores e adquire forma de núcleos, córtex e formação reticular.

a sustância branca, formada por fibras nervosas mielínicas que interconectam diferentes áreas neurais adquirindo a forma de tratos, fascículos e comissuras.

os núcleos estriados, dentro da sustância branca.

Anatomicamente o córtex cerebral está dividido pelo sulco central, deixando de um lado o hemisfério direito e do outro o esquerdo e embaixo de ambos se encontra o diencéfalo, que são estruturas internas (tálamo, subtálamo, hipotálamo, epitálamo, metatálamo e o terceiro ventrículo) que conecta com o tronco cerebral (mesencéfalo, ponte de Varolio e o bulbo raquidiano). Os hemisférios por sua vez podem dividir-se em quatro lobos, o frontal, parietal, temporal e occipital.

O lobo frontal, situado na parte frontal do cérebro, é onde

se recebe "toda" a informação, se processa e responde a partir daí e está associado as funções executivas, isto é, a capacidade de organização, tomada de decisões e supervisão destas.

O lobo parietal, situado atrás do lobo frontal, sobre o lobo temporal e na frente do lobo occipital, é o centro da informação sensitiva, tem um papel importante na linguagem, e a lesão dele pode provocar dificuldades na linguagem e no movimento.

O lobo temporal, situado embaixo do lobo occipital, está implicado nos processos da linguagem relacionados com o processamento auditivo, assim como nos processos de consolidação de memórias a longo prazo.

O lobo occipital, situado na parte posterior do cérebro, é onde se encontra o centro de processamento visual, onde chega toda a informação percebida pela visão através dos nervos óticos, sendo essencial para a discriminação de símbolos matemáticos escritos.

Em relação as localizações dos aspectos como a atenção, a linguagem ou a memória, deve-se notar que existem diferentes estruturas envolvidas em cada uma delas, causando a lesão de um dos lobos a perda total ou parcial de determinada função.

Com isso, se abandona definitivamente a teoria

localizacionista que regeu o estudo da neurociência durante décadas onde se tratava de atribuir a cada região do cérebro uma determinada função psicológica, de forma que a lesão desta impedia a pessoa no desempenho de determinada função.

Atualmente, sabe-se que há alguma especialização localizada, mas que quando as regiões que "tradicionalmente" realizam esse processamento, por qualquer motivo não funcionam adequadamente, geralmente se encarregam das mesmas regiões anexas. Pelo que se pode afirmar, as funções cognitivas estão distribuídas no cérebro, e apesar de existirem centros especializados de processamento de determinada informação, sejam elas auditivas, visuais, proprioceptivas... tudo logo vai se distribuir para constituir os traços de memória.

Uma vez comentadas as estruturas e funções do cérebro, temos que lembrar que anteriormente ao desenvolvimento tecnológico que permitiu o conhecimento atual e levando em conta as limitações próprias da época, esta ciência se iniciou com o estudo de casos post mortem, onde se analisavam as estruturas danificadas visíveis de pessoas que em vida mostravam algum tipo de deficiência ou problema cognitivo ou comportamental.

Assim um dos casos mais reconhecidos na história das

neurociências é o de Phineas Gage

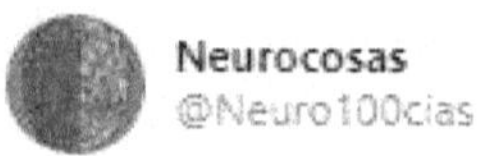

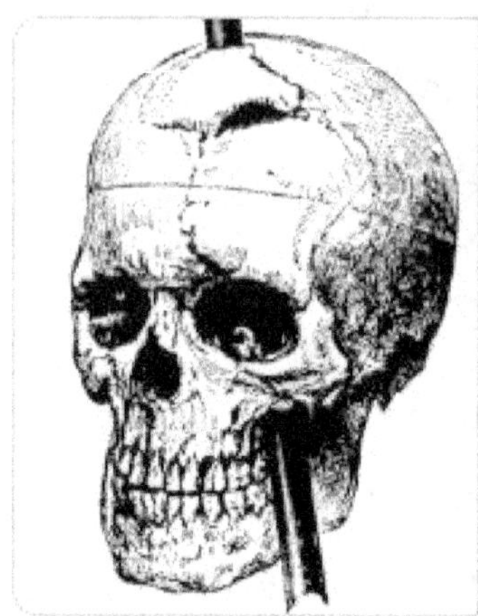

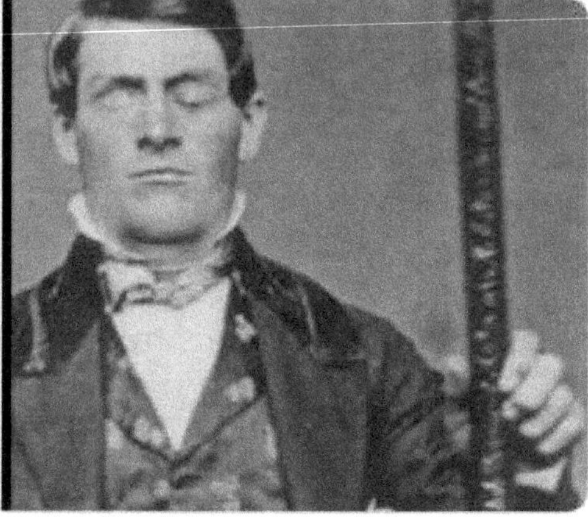

Ilustração 5 Tweet sobre Phineas Gage

O estudo post mortem permitiu conhecer as áreas afetadas, especificamente o lobo frontal esquerdo, o que possibilitou estabelecer as primeiras hipóteses sobre o papel do lobo frontal no controle dos impulsos e o juízo, assim como deduzir seu papel destacado no planejamento, coordenação, execução e supervisão de comportamentos.

Atualmente o avanço das técnicas nos permite observar o cérebro trabalhando ao vivo diante determinadas tarefas, o que tem possibilitado conhecer não só as áreas cerebrais envolvidas, mas também as vias de comunicação entre áreas corticais e subcorticais de determinados processos, sejam dos tipos mais fisiológicos ou cognitivos, o que aplicado no âmbito médico, permite comparar o cérebro dos pacientes com o "normal" e assim determinar em que ponto do mesmo se encontra o "problema" em cada caso, especialmente importante na hora da intervenção cirúrgica, quando o resto dos tratamentos não tem a eficácia esperada para sua resolução.

Hoje em dia, se obtém conhecimento científico com técnicas como a ressonância magnética funcional ou o eletroencefalograma, ou seja, técnicas não invasivas que informam o que está acontecendo dentro da cabeça, mas sem a necessidade de "abrir" ou "esperar" para realizar análise post mortem.

Capítulo 2. Contextualizando a Pandemia

Antes de aprofundar sobre o impacto neuropsicológico da COVID-19, temos que contextualizar este trabalho como um marco de uma pandemia que afeta de forma global e sem precedentes na história moderna, que tem posto em cheque cada um dos sistemas sanitários a medida que tem afetado a população.

Apesar de ver as consequências na China, onde começou, foi somente quando os primeiros casos foram contabilizados no próprio território que os governos começaram a tomar medidas nesse sentido.

Uma cronologia que apenas se iniciou no início do ano e que tem afetado cada vez a mais países, sendo os primeiros casos importados, de cidadãos provenientes de zonas afetadas, que sem saber espalharam o vírus por todo o mundo.

Uma situação na qual os governos têm tomado medidas diferentes, mas que na maioria das ocasiões envolveu o confinamento de boa parte da população para reduzir a possibilidade de propagação do vírus, então é possível se distinguir as consequências entre os afetados pela COVID-19 e aqueles que estiveram confinados nos seus domicílios nessas ocasiões durante meses.

Apesar de se tratar de um vírus novo, já se sabe bastante sobre a COVID-19, começando pela família que pertence e as características deste Coronavírus

Ilustração 6. Tweet Imagem do COVID.19

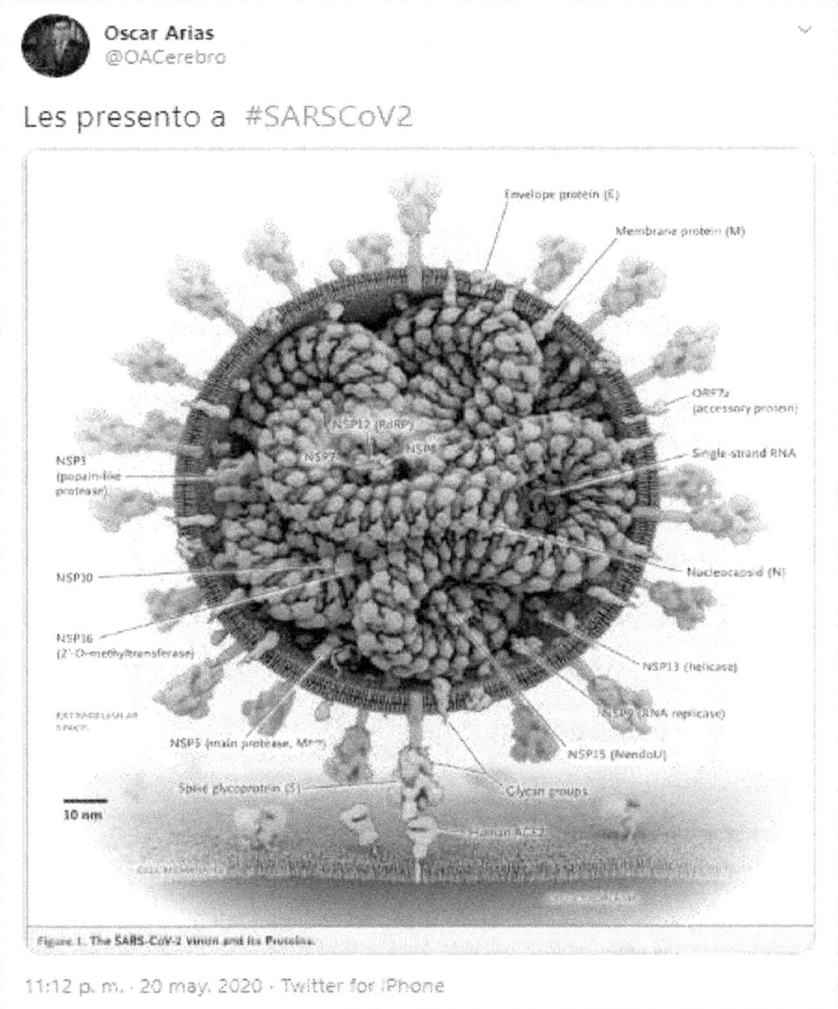

Oscar Arias
@OACerebro

Les presento a #SARSCoV2

11:12 p. m. · 20 may. 2020 · Twitter for iPhone

Informação que pôde ser descoberta graças ao

envolvimento de numerosos laboratórios de pesquisa e universidades espalhados pelo mundo, além de ter pela primeira vez a sequência genética do vírus cedida gratuitamente pela China como forma de estimular a busca pela cura.

Estes dois fatores têm permitido que atualmente se estejam realizando diferentes análises em todo o mundo para tratar de conhecer como combater seu avanço e sobretudo para reduzir a taxa de óbito.

A própria O.M.S. oferece respostas sobre o que é a COVID-19, quais são seus sintomas, como se propaga, ou qual é a taxa de recuperação e de óbito entre os infectados entre outras

Porém, apesar disso hoje em dia se segue investigando diversos aspectos para o que ainda não se tem resposta, sobretudo relacionado a um tratamento eficaz tanto preventivo como para reduzir as consequências da doença.

O Centro de Ciência e Engenharia de Sistemas da Universidade de Johns Hopkins (U.E.)

Em 17 de Abril de 2020, o número de infectados pelo COVID-19 a nível mundial eram de 4.664.486 distribuídos em 188 países, dos quais U.E. conta com 1.470.199 infectados, seguido pela Rússia com 281.752 e Inglaterra com 241.461; colocando a Espanha na quinta posição com 230.698 casos (ver Ilustração 8).

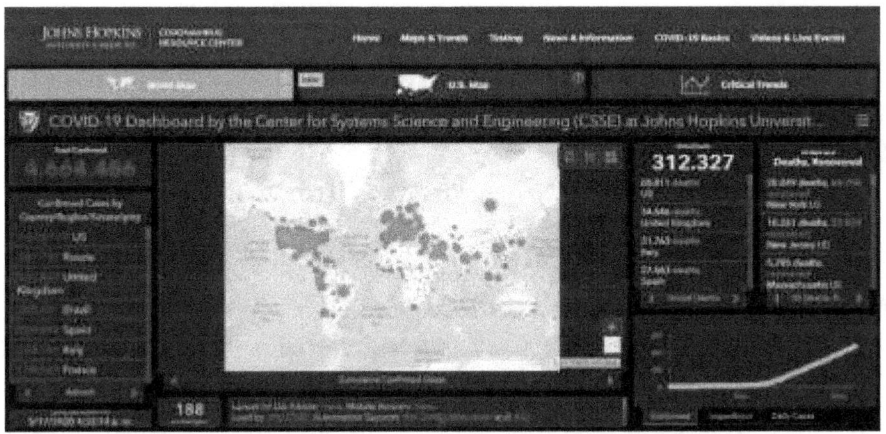

Ilustração 8 Casos de infectados em 17 de Abril de 2020

No que diz respeito ao número de óbitos nessa data, a nível global foram 321.327, dos quais na U.E. foram 88.811; seguido da Inglaterra com 34.546; e Itália com 31.763; colocando a Espanha na quarta posição com 27.563 mortes. E por último em relação aos recuperados a nível global foram 1.708.062, dos quais na U.E. foram 268.376; seguido da Alemanha com 154.011; colocando Espanha na terceira posição com 146.466 casos.

Sobre a sintomatologia associada ao COVID-19 e devido a informação mudar em função de que se está aprendendo ainda sobre a doença, abaixo é possível ver a declaração da própria O.M.S. na seção de "Perguntas e respostas sobre a doença pelo coronavírus (COVID-19)" na data de 18 de maio de 2020:

"Os sintomas mais comuns da COVID-19 são a febre, a tosse seca e o cansaço. Outros sintomas menos frequentes que afetam alguns pacientes são as dores e desconfortos, a congestão nasal, a dor de cabeça, a conjuntivite, a dor de garganta, a diarreia, a perda do paladar ou do olfato e as erupções cutâneas ou mudanças de cor nos dedos das mãos ou dos pés" (O.M.S., 2020).

Do mesmo modo, em relação a quando solicitar atenção médica devido a sintomatologia associada a COVID-19, informa:

"As pessoas de qualquer idade que tenham febre ou tosse e além disso respirem com dificuldade, sintam dor ou aperto no peito ou tenham dificuldades para falar ou se moverem devem procurar atenção médica imediatamente"

A denominação do COVID-19

Um dos problemas dos psicólogos sociais é conseguir a fidelidade dos clientes a uma marca, sendo esta a que usamos para identificar uma determinada pessoa, produto ou empresa.

Normalmente quando pensamos em uma companhia como Coca-Cola, McDonald´s ou Ikea, geralmente fazemos isso em relação aos produtos que elas vendem. Se olharmos para outras marcas como U.P.S., Iberia ou Microsoft fazemos isso nos serviços que elas oferecem.

Algo que vai influenciar decisivamente a aquisição do produto ou serviço em questão, não só baseado no nosso próprio critério, mas sim na influência da opinião dos demais e dos meios de comunicação através da publicidade.

Da mesma forma, quando pensamos em Stephen Hawking, Barack Obama ou Rafael Nadal, não os relacionamos pelos produtos ou serviços, e sim por sua Personal Branding ou marca pessoal que eles desenvolveram graças as suas carreiras científicas, políticas ou esportivas respectivamente, ou seja, vão sendo associados aspectos emocionais a marca, a qual pode ser ligada a uma pessoa, empresa e até localidade.

O mesmo acontece quando se fala de "calamidades", como na hora de nomear os ciclones tropicais que anualmente castigam boa parte do Caribe e América do Norte.

Segundo a Organização Mundial de Meteorologia estes nomes seguem algumas listas preestabelecidas que são rodadas, ficando na memória de muitos os efeitos do furacão Katrina de 2005 ou de Ike de 2008.

Logo no princípio, estes nomes não guardavam nenhuma relação com a data que ocorre, a violência ou as zonas mais afetadas, existindo nomes em inglês ou espanhol (por exemplo, Barry ou Gonzalo respectivamente), masculinos ou femininos (por exemplo, Lorenzo ou Laura respectivamente), mas o nome dos ciclones tropicais tem algum impacto na população?

Isso é o que foi tratado de averiguar com uma pesquisa realizada pelo Departamento de Administração e Empresas; junto com o Departamento de Psicologia, do Instituto de Pesquisa de Comunicações e o Laboratório de Pesquisa sobre a Mulher e o Gênero da Universidade de Illinois; junto com o Departamento de Estatística da Universidade Estatal do Arizona (U.E.)

No estudo foram analisadas as consequências climáticas dos furacões na U.E. durante as seis últimas décadas diferenciando-os em função do nome masculino e feminino, constatando que primeiramente aqueles que tinham nomes femininos haviam sido os que haviam resultado em maiores efeitos destrutivos e de óbitos entre a população.

Lembre-se de que a lista de nomes está predefinida e que sua atribuição é consecutiva, então a priori não existe nenhuma relação entre o gênero do nome e sua violência, e o mais surpreendente do estudo foi que passaram uma lista de nomes de furacões, 5 masculinos e 5 femininos a 346 participantes, para que avaliassem em escala tipo Likert de 1 a 7 até que ponto consideravam violento cada um dos furacões da lista.

Os resultados mostraram que os furacões de nomes masculinos eram avaliados como mais destrutivos que os de nome feminino, independentemente do gênero dos participantes.

O que permitiu entender porque em ocasiões anteriores aos avisos das autoridades, geralmente é feito mais ou menos alarde no que diz respeito à prevenção, simplesmente porque o nome atribuído é masculino ou feminino, por exemplo.

Por outro lado, a denominação das doenças no âmbito da saúde normalmente é indicada com siglas relacionadas a alguma característica identificativa do local, sintomas ou consequências.

Dentro da família dos coronavírus já havia acontecido anteriormente diversos surtos como o caso do SARS-CoV surgido na China em 2002 cujas siglas correspondem ao Coronavírus da Síndrome Respiratório Aguda Grave e que faz referência a sua sintomatologia; o MERS-CoV que surgiu na Arábia Saudita em 2012 e cujas iniciais em inglês fazem referência ao Coronavírus da Síndrome Respiratória do Oriente Médio, onde se descreve a sintomatologia e a localização; e a COVID-19 surgida em 2019 na China cujas siglas em inglês fazem referência a Doença do Coronavírus de 2019, sem fazer nenhuma indicação da sintomatologia nem da localização onde surgiu.

Temos que levar em conta que o termo COVID-19 não foi o primeiro a ser usado para esta doença, e sim uma mudança introduzida quase dois meses depois que surgiu o primeiro caso notificado pela O.M.S., o que levou alguns a argumentar quais as motivações para modificá-lo. Pode ter sido incorporado um nome "oficial" para evitar as consequências econômicas negativas que consiste ao associar um tipo de doença a uma região ou população

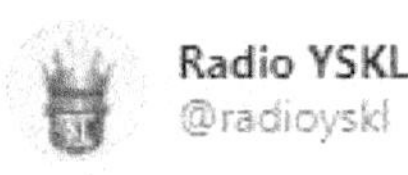

Radio YSKL
@radioyskl

El director de la Organización Mundial de la Salud (OMS), Tedros Adhanom Ghebreyesus, anunció que se cambió el nombre del coronavirus a "COVID-19". Una abreviación de la enfermedad que causó la muerte de más de 1.000 personas.
La primera vacuna "podría estar lista en 18 meses".

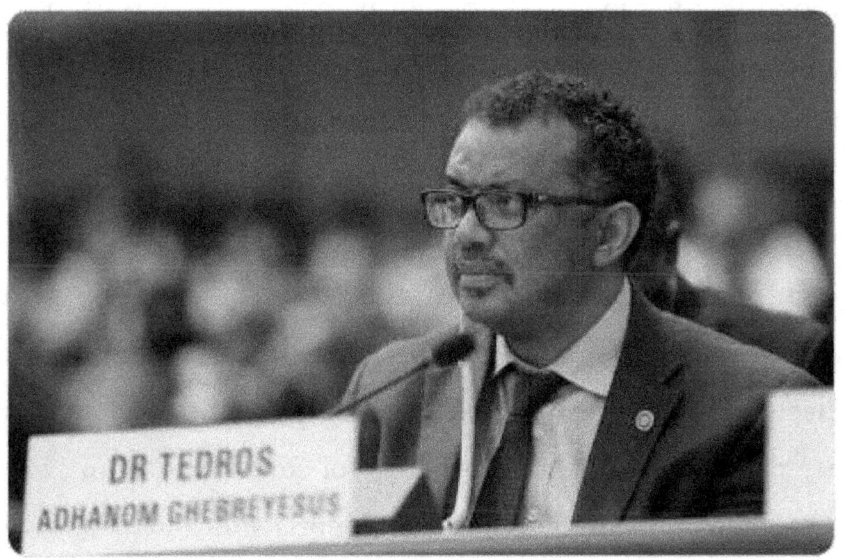

7:22 p. m. · 11 feb. 2020 · Twitter Web App

Ilustração 9. Tweet Denominação da COVID-19

Desta forma pretendia-se eliminar as denominações de "vírus da China" ou "vírus de Wuhan", termos que apontam diretamente ao foco de origem da infecção.

47

Uma deferência para a China que alguns profissionais da saúde denunciam, por não haverem tido a mesma consideração com outras populações como no caso do Coronavírus da Síndrome Respiratória do Oriente Médio.

Apesar de que se tenha dado uma denominação oficial de COVID-19, a população vem utilizando as denominações de Vírus e especialmente Coronavírus para se informar sobre a sintomatologia, medidas de prevenção ou extensão da doença, e embora ainda seja muito cedo para entender o motivo pelo qual há "falhado" a denominação oficial.

Temos que levar em conta que para criar uma marca nova e levá-los a aderir a isso é necessário atender a uma série de variáveis, como foi analisado pela Universidade de Taylor (Malásia) om uma investigação onde se tratou de conhecer as motivações do êxito de determinadas marcas frente diante das outras, para isso foi selecionada uma lista de cinquenta produtos de uso diário mais vendidos, das duas principais empresas comercializadoras, para comprovar os efeitos da marca.

Depois de analisar as mensagens, panfletos e publicidade que essas duas marcas distribuem pelos meios de comunicação e pelas redes, se encontrou mediante a aplicação da análise textual e o método interpretativo, que estas marcas se sustentavam sobre dois pilares para manter a fidelidade de seus clientes.

O primeiro deles, é a capacidade de gerar emoções positivas; e o segundo foi o da estética da honestidade, ou seja, parecer que o produto na realidade serve para o que indica, mantendo os padrões de qualidade anunciados.

Em relação à credibilidade da O.M.S., segundo votação realizada pela WIN/Gallup International este órgão junto com a UNICEF são as agências internacionais mais valorizadas a nível mundial mostrando que 72% dos entrevistados tinham confiança nestes órgãos.

Esperava-se que os cidadãos pouco a pouco adotariam este último nome levando em consideração o lapso que ocorreu entre a divulgação de seu nome oficial realizado em 11 de fevereiro de 2020 (ver), enquanto que a preocupação a nível mundial se iniciou quase um mês antes, em 20 de janeiro de 2020, por sua vez, quase um mês depois de se reportar o primeiro caso em 31 de dezembro de 2019.

A evolução da pandemia

Apesar das circunstâncias serem recentes e não nos permitir analisar a informação com certa perspectiva, a seguir, se apresenta uma pequena sequência de datas e dados a respeito da pandemia atual enfatizando a informação sobre os infectados e os confinados, primeiramente de forma geral e depois específica na Espanha.

Assim temos que notar que o novo coronavírus 2019 (n-CoV) como foi denominado inicialmente, também conhecido como "vírus da China" ou "vírus de Wuhan" que é como se chama a província da China onde se iniciou o contágio, teve como seu nome oficial COVID-19, segundo declarações da O.M.S. de 11 de fevereiro de 2020.

Enquanto o primeiro caso declarado de COVID-19 foi no final de dezembro na China, algumas pesquisas apontam que vários casos já haviam ocorrido anteriormente, mas não tinham sido relatados à O.M.S.. Da mesma forma, chegaram a criticar sobre a declaração tardia de pandemia por parte deste órgão realizada nesse mesmo dia 11 de março de 2020, quando já havia no mundo mais de 1.000.000 de infectados

Ilustração 10 Tweet Declaração de Pandemia

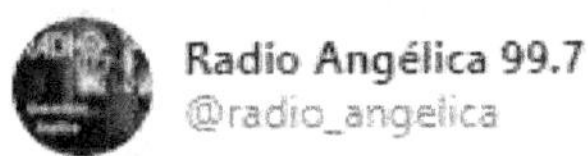

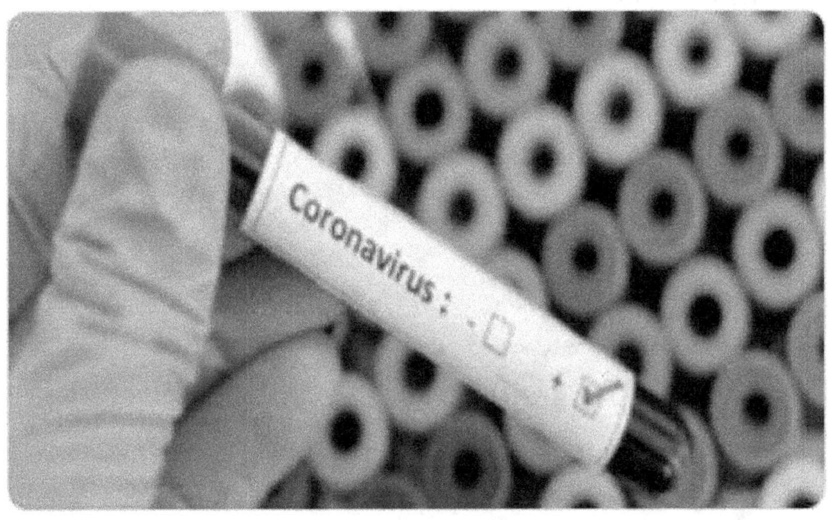

Um vírus, desconhecido até o momento, que pouco a pouco foi se estendendo, mas que parecia que os profissionais da saúde eram os únicos conscientes da importância. Já a população, até começar a ver as medidas que os diferentes governos estavam adotando, estavam "tranquilos" confiando nas bonanças de seu próprio sistema de saúde.

Talvez a medida mais "drástica" e impopular adotada aos

pouco pela maioria dos países, a medida em que se detectavam pessoas infectadas pelo vírus entre seus cidadãos, tenha sido o confinamento no própio domicílio quando necessário, onde a pessoa deveria evitar sair na rua e fazê-lo unicamente em caso justificado, e caso descumprisse, poderia ser detido e preso, ou receber uma multa alta por isso.

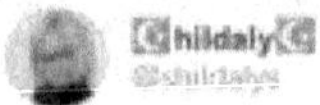

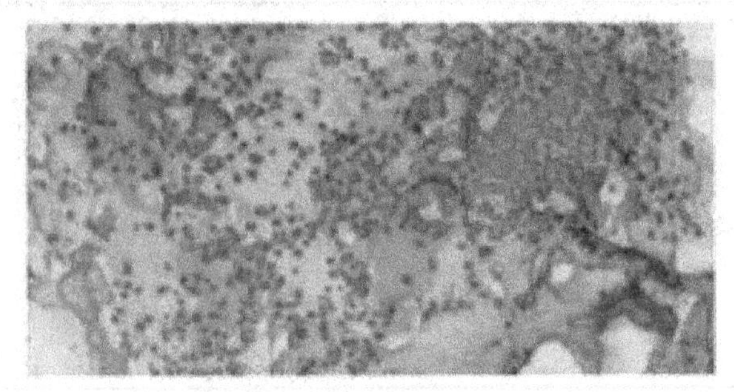

Ilustração 11 Tweet sobre a quarentena na China

A prática do confinamento se iniciou pela primeira vez na China e para espanto do mundo, onde uma boa parte da população da província de Hubei, onde de encontra Wuhan, cidade onde ocorreu o surto, ficou isolada em suas casas.

Um confinamento que afetou da noite para o dia milhões de cidadãos, algo que até este momento se pensaria como impossível pela quantidade de pessoas envolvidas, decisão que foi adotada em 24 de janeiro de 2020

Decisão polêmica quanto à limitação a respeito dos direitos individuais de movimento e também de trabalho, mas necessária adotar em tempos de crise na saúde se for pensado no bem coletivo, realizando com a finalidade de impedir a propagação da doença entre os habitantes.

Algo nem sempre compreendido pela população que continua confinada. E assim os governos investiram milhões em campanhas publicitárias através dos meios de comunicação e redes sociais para "mudar" a visão sobre esta medida restritiva, como necessária com base nas circunstâncias que estamos vivendo neste momento.

Posteriormente à decisão adotada pela China e baseado no crescente número de casos que começaram a detectar, a Itália instaurou as mesmas medidas restritivas relacionadas à movimentação em algumas das regiões do norte, decisão tomada no dia 7 de março de 2020

Ilustração 12 Tweet sobre a quarentena da Itália

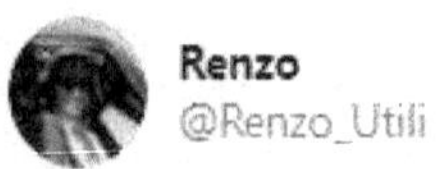

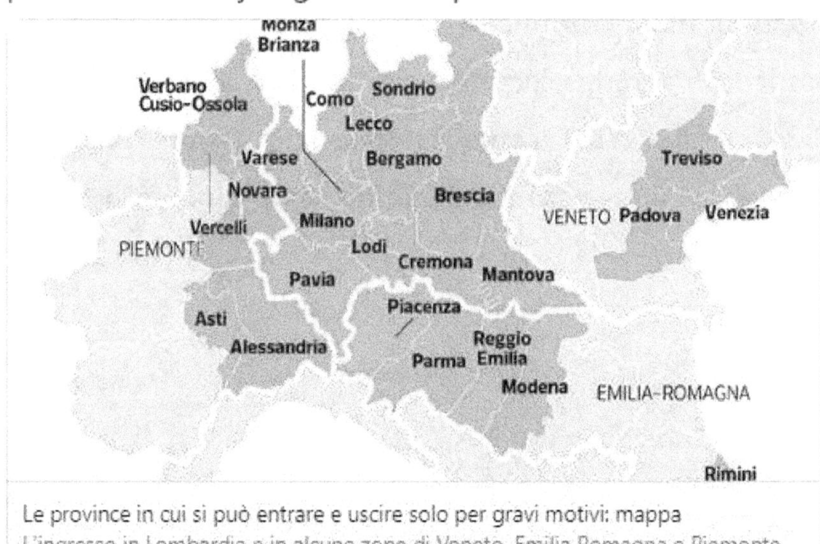

No caso concreto da Espanha, o primeiro contágio ocorreu em 31 de janeiro de 2020 proveniente de um cidadão estrangeiro. Situação que requereu que o governo tomasse medidas enquanto o número de infectados e óbitos iam aumentando. Assim, a Espanha passou a ser considerada como um dos principais focos de contágio depois da China e Itália, devido a isso, em 14 de março foi decretado estado de alarme e com isso o confinamento da maioria da população em seus domicílios, estando isenta desta medida os profissionais essenciais, entre eles as forças de segurança, aqueles relacionados com o abastecimento ou limpeza da cidade, e claro, os profissionais da saúde.

Medidas adotadas como a do confinamento serviram para desacelerar a evolução em relação ao número de novos casos, o que permitiu em muitos lugares prevenir o colapso do sistema de saúde.

Assim a taxa de crescimento da pandemia na Espanha teve seu pico máximo em 26 de Março de 2020 ocorrendo desde então uma redução paulatina do número de infectados, chegando a uma situação onde pouco a pouco se vai permitindo aos cidadãos voltar às ruas num processo denominado de desaceleração

Capítulo 3. Cérebro e a COVID-19

Embora não seja um dos aspectos mais destacados no tema da pandemia atual, focado quase que exclusivamente nos efeitos a nível pulmonar e mais recentemente a nível circulatório, o cérebro é um dos grandes prejudicados desta situação, seja de forma direta ou indireta

Antes de começar, deve ser realizada uma distinção em três grandes grupos, os infectados mais graves que necessitaram hospitalização, os infectados assintomáticos ou com sintomas leves e aqueles que não foram infectados.

Note que esta é uma separação unicamente a nível didático, pois ainda estão em questão alguns dos testes que estão sendo usados na população para distinguir entre assintomáticos ou não infectados.

Também note que embora a distinção no início da pandemia era entre os infectados e não infectados, a medida que se foi conhecendo mais sobre os efeitos, foi realizada a distinção entre infectados sintomáticos, assintomáticos e não infectados; e atualmente se distingue entre infectados com sintomas graves, com sintomas leves, assintomáticos e não infectados.

Morte Súbita e COVID-19

Um dos feitos mais alarmantes e dramáticos para a população geral foi quando começaram a circular pela internet vídeos da China onde se via pessoas falecidas pela rua, cnquanto os pedestres passavam sem prestar atenção, ou chamando a polícia ou os profissionais de saúde para que se encarregassem do corpo

Ilustração 13 Tweet Falecido por COVID-19 na rua

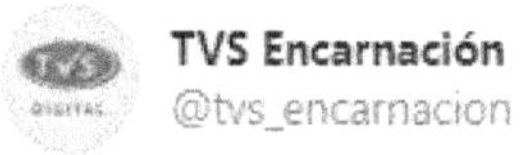

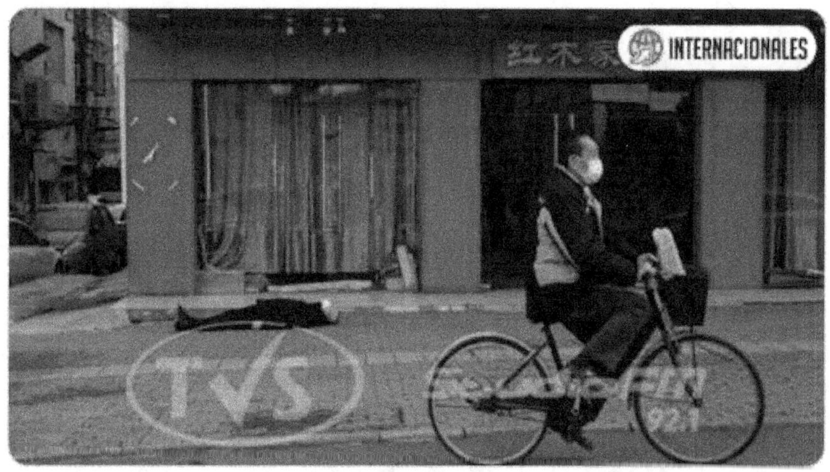

Imagens que se repetiram na Itália, e em outros países a medida que ia se estendendo o contágio do vírus, o que deu uma falsa ideia para uma parte da população de que podia se tratar de uma "morte fulminante" quando se infectava com a COVID-19, uma interpretação sem nenhuma base científica, que até a data não tinha uma explicação convincente.

Temos que levar em conta que na maioria dos casos reportados, estas pessoas estavam usando uma máscara, ou seja, se supunha que eram pacientes de COVID-19 com sintomas suficientes para estar protegido, note a ressalva de que em alguns países é obrigatório que toda a população a utilize, e em outros sendo recomendável unicamente para aqueles que apresentam tosse e febre.

Assim, esses pacientes sintomáticos desencadearem uma "morte súbita" ou ao menos algo parecido, poderia ser "facilmente" explicado por um fenômeno de hipóxia, ou seja, falta de oxigênio no cérebro, o que pode ser antecedido por um estado de confusão, que poderia explicar porque a pessoa se encontrava "deambulando" pela rua antes de falecer.

Evitar a hipóxia é um dos problemas mais graves com o que se tem lutado nas unidades de cuidados intensivos, onde o efeito do vírus impede o funcionamento normal da circulação do oxigênio desde os brônquios até o sangue, um empobrecimento que em muitas ocasiões faz com que a falta de oxigênio no cérebro seja incompatível com a vida, portanto, uma parte importante da intervenção é manter níveis aceitáveis de oxigênio no sangue.

Portanto estas pessoas, que excepcionalmente acabaram falecendo pela rua, seriam pacientes sintomáticos, em que a infecção avançou tanto que literalmente impediram o cérebro "respirar" ao não permitir que chegasse o oxigênio, o que provoca sua asfixia denominada hipóxia, que, se mantida por minutos, causará a morte neural por meio de um processo de necropsia e com ele o cérebro e depois o resto do corpo.

Essa circunstância, a hipóxia, mais típica da especialidade neonatal, onde podem ocorrer complicações durante o parto que levam a uma situação de hipóxia no bebê, que em alguns casos pode levar a sequelas para toda a vida.

Situação que pode se agravar exatamente pela COVID-19, o que fez com que se incorporassem recomendações em relação a isso, indicando que no caso do bebê estar sofrendo hipóxia causada ou associada a COVID-19 é necessário agir por meio de uma cesárea de emergência evidentemente tomando precauções extremas para evitar a infecção dos profissionais e do restante dos pacientes, assim foi desenvolvida uma série de protocolos para a prevenção em caso de intervenções cirúrgicas

No caso dos adultos, não é tão frequente que aconteça hipóxia, ainda que haja exceções como no caso da apneia do sono, onde o ciclo normal da respiração é interrompido e que caso não se recupere pode por em risco a vida da pessoa, fazendo com que os pacientes com esta patologia requeiram de respiradores que fazem aumentar a pressão do ar na garganta para manter as vias respiratórias abertas.

Outra situação onde pode ocorrer esta hipóxia em adultos é nos aviões, que pode ser justificada pela redução da pressão atmosférica na cabine, o que leva a uma diminuição parcial do oxigênio no sangue, situação de hipóxia que se mantida por mais de três minutos causará danos ao sistema nervoso central.

Então, a partir de cinco minutos sofrendo hipóxia, o sistema nervoso central ficará comprometido ao iniciar um processo de morte neural o que, dependendo de sua extensão, pode provocar dano cerebral grave ou o falecimento da pessoa.

Em relação aos tipos de hipóxia, podem ser classificadas em histotóxica, ante intoxicação por cianato ou por álcool; afecções pulmonares como pneumonias ou enfisemas; hipêmica, ante intoxicação por monóxido de carbono, abuso de álcool, perda de sangue ou tabagismo; por estagnação, ante insuficiência cardíaca, hiperventilação ou colapso cardiorrespiratório; e de altura ou hipóxica, ante a exposição a altura ou perda de pressão na cabine.

Temos que lembrar que uma das características que define a hipóxia é que esta normalmente não acompanha dor ou outro sintoma, e que pode ir avançando de forma silenciosa até a incapacitação da pessoa.

Apesar do que foi dito anteriormente, sintomas cognitivos associados à hipóxia ocorrem, embora estejam mais precisamente relacionados ao seu estado geral, ou seja, a perda progressiva de oxigênio no sangue estará associada a uma redução das habilidades intelectuais como um sinal precoce de sofrer de hipóxia.

Da mesma forma, em relação a percepção, haverá redução progressiva da sensibilização, bem como da acuidade visual e auditiva, além da dormência dos membros.

Em particular, há uma desaceleração do pensamento, com uma redução da habilidade de cálculo e do julgamento, com um aumento do tempo de reação e com problemas associados a memória tanto de curto quanto de longo prazo, além de tremor e falta de coordenação muscular.

Da mesma forma, pode apresentar-se com um incremento da frequência cardíaca e um aumento da respiração profunda, tudo isso podendo levar ao colapso do sistema e até a morte da pessoa.

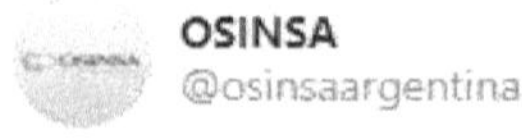

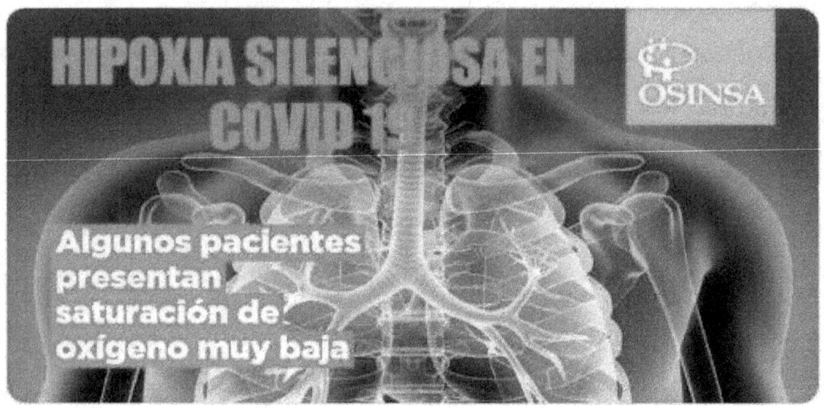

Ilustração 14 Tweet Hipóxia Silenciosa na COVID-19

No caso dos pacientes infectados pela COVID-19, foi relatada a presença de hipóxia, mas com uma característica especial, e é de não gerar a sensação de sufocamento ou de falta de ar nos pacientes como acontece normalmente, e sim que vai produzindo um esgotamento de oxigênio no sangue, sem provocar queixas a respeito até que a situação seja muito grave, o que veio a ser chamado de hipóxia silenciosa

Hipóxia que vai agravar a sintomatologia própria da COVID-19, a qual pode graduar-se em três estágios: o inicial, chamado de estágio 1, caracterizado pelo mal estar geral, com perda do paladar e do olfato, febre e dor muscular, onde não há presença de hipóxia; o estágio 2 caracterizado por problemas respiratórios incluindo hipóxia, além de estados mentais alterados; produzindo-se no final desta fase hipóxia considerável; e a terceira e última fase, quando ocorrem os problemas respiratórios agudos junto da síndrome de hiperinflamação sistêmica

Apesar do explicado anteriormente e em relação a morte súbita, a Sociedade Espanhola de Cardiologia informa que desde o início da pandemia foi constatada uma redução de consultas hospitalares associadas a problemas coronários com redução na atenção de até 20% comparado com os períodos anteriores à aparição da COVID-19 isto não significa, como eles apontam, que o número de problemas cardiovasculares foi reduzido, mas sim que as pessoas tendem a não ir ao hospital por isso, Portanto, a porcentagem de casos de morte súbita associada a problemas coronários permanece a mesma que antes da COVID-19.

Apesar das teorias apresentadas anteriormente, este aspecto ainda não está fechado e segue sendo objeto de investigação para se descobrir os motivos da morte súbita, não descartando a proposta inicial de que possa ser uma das muitas consequências ao infectar-se pela COVID-19

Em um artigo publicado na Nature e exploram as diferentes explicações associadas à infecção do sangue pela COVID-19 que inclui erupções na pele, cateteres obstruídos, além de morte súbita, embora o mecanismo subjacente ainda esteja para ser determinado, entendendo-se que a coagulação possa estar envolvida com a inflamação, às quais podem ser adicionadas complicações anteriores ou predisposições genéticas.

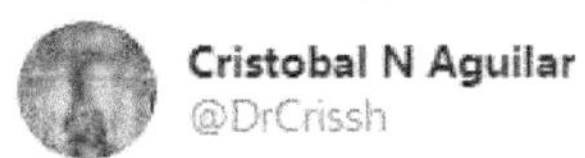

Cristobal N Aguilar
@DrCrissh

Se inicia la descripción de los mecanismos detrás del "misterio del coágulo sanguíneo del coronavirus - la complicación mortal del COVID-19". Las erupciones púrpuras, las piernas hinchadas, los catéteres obstruidos y la muerte súbita.

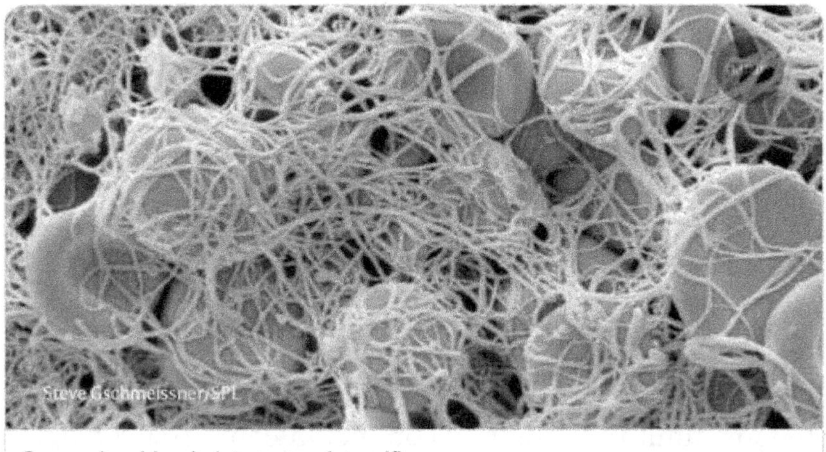

Coronavirus blood-clot mystery intensifies
Research begins to pick apart the mechanisms behind a deadly COVID-19 complication.
nature.com

12:38 a. m. · 13 may. 2020 · Twitter Web App

Ilustração 15 Tweet Morte Súbita e COVID-19

Infecção do SNC e COVID-19

O sistema nervoso central (SNC) é vulnerável aos vírus, e muitos deles acabam chegando ao cérebro, como o vírus do herpes, os arbovírus, o sarampo, a influenza (gripe comum) , o HIV entre outros. Os coronavírus também podem atuar no SNC e é por isso que ante esta pandemia com um número tão elevado de infectados se poderia esperar a aparição de afecções neurológicas, como assim foi. De fato, 36% dos afetados pelo COVID-19 apresentam manifestações neurológicas

Os coronavírus podem penetrar no SNC, afetar tanto os neurônios quanto as células da glia que os rodeiam e protegem (uma propriedade conhecida como neurotropismo) e induzir diversas patologias neurológicas (neurovirulência). Em relação à semelhança da COVID-19 com o SARS-CoV-1 (causador da epidemia de 2006-2007), se postula que a COVID-19 se acumula principalmente no epitélio nasal (neurotropismo que conduziria à anosmia ou perda do olfato) e no trato respiratório inferior.

A aparição dos primeiros sintomas na forma de perda do olfato (anosmia), desequilíbrio ou marcha alterada (ataxia) e convulsões, devem ser consideradas como manifestações neurológicas da infecção pela COVID-19

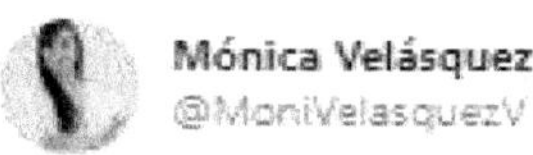

Mónica Velásquez
@MoniVelasquezV

La pérdida repentina del olfato y el gusto ha sido señalada como posible síntoma precoz de contagio por coronavirus . La Sociedad Española de Neurología (SEN) apunta que en los últimos días se ha detectado un incremento de pacientes con Covid-19 que han comunicado anosmia.

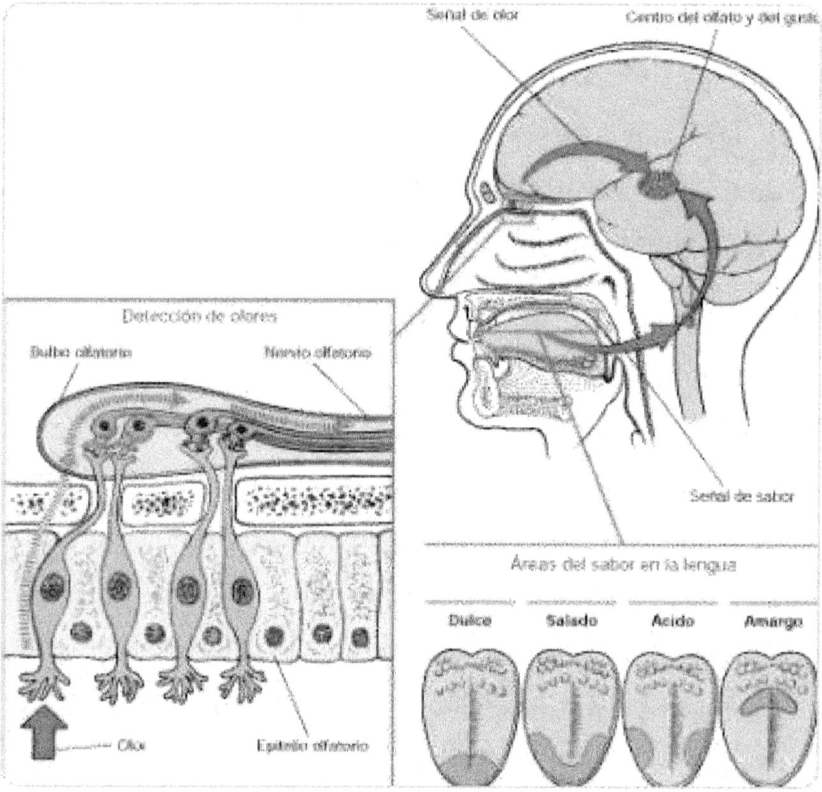

3:48 p. m. · 25 mar. 2020 · Twitter for Android

Ilustração 16 Tweet Anosmia pela COVID-19

Especificamente, os coronavírus cruzam a barreira que protege o cérebro, chamada de barreira hematoencefálica, e a partir daí existem três vias de infecção dos neurônios: a infecção direta das células que recobrem os vasos sanguíneos (células endoteliais) que formam parte da barreira hematoencefálica; cruzamento através de regiões permeáveis da barreira e chegar ao neurônio; e infecção de células que tem licença para cruzar essa barreira, também denominado mecanismo de Cavalo de Troia. Porém, é pouco provável que a COVID-19 possa atravessar a barreira hematoencefálica, devido ao seu grande tamanho, seria mais provável o acesso através dos nervos olfatórios ou dos nervos trigêmeos, o que explicaria a prevalência de anosmia nesta pandemia.

O mecanismo inicial de infecção parece ser o reconhecimento por parte das espículas da superfície do vírus da COVID-19 do receptor para a enzima conversora de angiotensina 2 (ECA2) em humanos, expressa no endotélio capilar do cérebro e outros órgãos. Em relação a esta informação, a presença de COVID-19 foi relatada recentemente em amostras de autópsias à nível de SNC nos revestimentos endoteliais, em áreas adjacentes a áreas necróticas, em pacientes infectados com COVID-19. Além disso, se isolou o SARS-CoV-1 de um tecido cerebral com edema neuronal e degeneração a partir de autópsias, com métodos de imuno-histoquímica, hibridização in situ e confirmação microscópica eletrônica da infecção viral de neurônios.

A hipótese sobre as propriedades de neuroinvasão e neurovirulência do SARS-CoV-2 se baseia na seguinte evidência:

• Plausibilidade biológica extrapolada da participação do SNC por outros vírus respiratórios.

• Evidência de dano neurológico pelo coronavírus em outras espécies.

• Modelos animais de infecção do SNC por coronavírus humanos.

• Existência de complicações neurológicas por outros coronavírus.

• Pacientes com COVID-19 que apresentaram manifestações neurológicas.

Os pacientes com COVID-19 tem dificuldade respiratória e algumas vezes não conseguem respirar espontaneamente, além disso, podem mostrar sinais neurológicos, como dores de cabeça, náuseas e vômitos. A evidência crescente mostra que os coronavírus nem sempre se restringem ao trato respiratório, mas também podem invadir o SNC e causar enfermidades neurológicas.

Neste sentido, o SARS-CoV-1, o coronavírus humano mais intimamente relacionado, foi visto em cérebros de pacientes e animais experimentais, onde o tronco encefálico estava gravemente infectado, e a COVID-19 foi identificada atualmente no líquido cefalorraquidiano, que envolve todo o sistema nervoso central, em pacientes enfermos por esse vírus.

Estudos anteriores demostraram a capacidade deste vírus para causar a morte neural em ratos através da invasão do SNC pela placa cribriforme do etmoide (osso que separa o cérebro das fossas nasais) e a subsequente invasão dos neurônios.

Os coronavírus podem se propagar através das sinapses (conexões entre os neurônios) desde os neurônios do nervo olfatório até o centro cardio respiratório, que regula a função respiratória e cardíaca e então chegar aos pulmões através da medula, terminando nos neurônios localizados no pulmão para seu controle respiratório (teoria da propagação sináptica).

Isso também sugere que o neurotropismo da Covid-19 pode contribuir para a insuficiência respiratória, ou seja, que esta seja consequência da prévia infecção nervosa e/ou contribua para sua gravidade.

Assim que o vírus ingressar no corpo através dos nervos ou do pulmão, produzirá diferentes características clínicas com diferentes resultados no paciente infectado.

Este caminho tem sido descrito em muitos vírus, e inclusive príons, penetrando no sistema nervoso central através do sistema nervoso periférico. Vale a pena pontuar o papel do nervo trigêmeo (o encarregado da sensibilidade da face principalmente) na entrada do SNC, já que se tem reportado casos de conjuntivite com COVID-19, e a presença sem sintomas de COVID-19 na superfície ocular, ainda que isso só tem sido especulado como rota de saída do vírus.

Uma segunda linha de argumento que enfatiza a hipótese de neuro invasão vem de um estudo de então, no curto espaço de tempo após o surto, se demonstrou que igualmente ao SARS-CoV-1, a COVID-19 aproveita o receptor ECA2 para penetrar nas células.

No cérebro, este receptor se expressa em neurônios, células da glia e células endoteliais, e está particularmente presente no tronco encefálico e nas regiões responsáveis pela regulação das funções cardio respiratórias.

Uma vez dentro do tecido neural, a interação da COVID-19 com os receptores ECA2 expressos nos neurônios pode iniciar um ciclo de gemulação ou divisão viral acompanhado de dano neural sem uma inflamação substancial, como se viu com o SARS CoV-1 no passado, o que explicaria a rapidez dos sintomas numa grande quantidade de casos de COVID-19.

Em relação à participação das células endoteliais, recentemente se enfatizou na denominada tempestade de citocinas (proteínas mediadoras da inflamação e da resposta imune) e na neuroinflamação

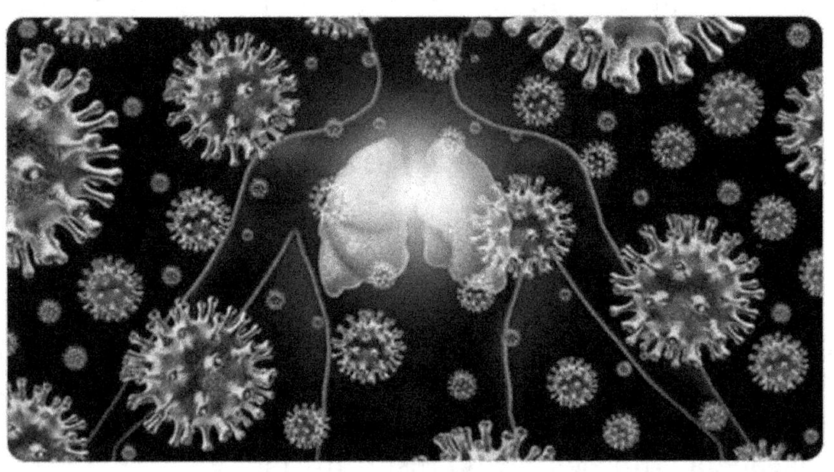

Ilustração 17 Tweet Tempestade de Citocinas

De outro ponto de vista, foram identificados vários

coronavírus por meio de técnicas sorológicas em uma ampla variedade de patologias neurológicas, como a Doença de Parkinson, a Esclerose Lateral Amiotrófica, a Esclerose Múltipla e a NeuriteÓptica. Se observou a persistência viral do Nidovirus (um coronavírus) no SNC inclusive anos depois de sua infecção. Assim como os coronavírus 229E, 293 e OC43 foram isolados do líquido cefalorraquidiano e do cérebro de pacientes com esclerose múltipla, portanto, é estudado se a resposta imune após a infecção poderia participar da indução ou exacerbação de surtos de Esclerose múltipla em indivíduos suscetíveis.

Esses achados suportam a ideia de reinfecções aparentes em pacientes com COVID-19 que superaram a doença chegando a ter testes negativos e voltaram a sofrer novamente com ou sem sintomas neurológicos, devido à persistência do vírus no tecido neural, onde permanecem indetectáveis para os testes usuais como ocorre na infecção pelo vírus da herpes varicela zóster e outros vírus.

AVC e COVID-19

A ocorrência de íctus ou acidentes vasculares cerebrais (AVC) está sendo observada em jovens adultos (menores de 50 anos) sem fatores de risco cardiovascular que sofrem de COVID-19, ou seja, pessoas sem a idade nem os fatores de risco suficientes para esperar um íctus. Com base nisso, especula-se se realmente há um aumento significativo, visto que poucos casos ainda foram descritos, ou se a infecção realmente favorece o seu desenvolvimento.

Em um artigo publicado na The Lancet em abril passado se trata o tema de por que os acidentes vasculares cerebrais estão ocorrendo em jovens aparentemente sadios.

No referido artigo, pesquisadores do Hospital Universitário de Zurique notaram que o vírus SARS-CoV-2 (COVID-19) infecta o hospedeiro através da enzima conversora de angiotensina (ECA2), expresso não apenas nos pulmões, mas também no coração, rim, intestino e células endoteliais e descreveram três casos em que observaram infecção viral direta das células e inflamação endotelial difusa (endotelite).

A endotelite por COVID-19 poderia explicar a função microcirculatória deteriorada em diferentes leitos vasculares e suas sequelas clínicas em pacientes com COVID-19

Ilustração 18 Tweet Endotelite por COVID-19

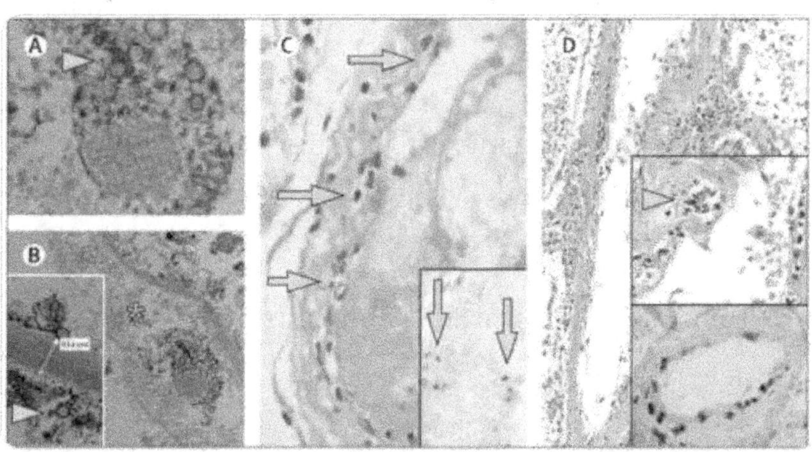

Pesquisadores holandeses descreveram outro possível mecanismo por trás do aparente aumento do risco de acidente vascular cerebral em um artigo publicado online em abril de 2020 na revista Thrombosis Research Em 184

pacientes da UTI com pneumonia comprovada por COVID-19, observou-se um resultado de embolia pulmonar aguda sintomática, trombose venosa profunda, acidente vascular cerebral isquêmico, infarto de miocárdio ou embolia arterial sistêmica em 31%, um número considerado "notadamente" alto, especulando-se que pode ser devido a um problema com o sistema de coagulação ou com o revestimento endotelial dos vasos sanguíneos.

Qualquer que seja a causa de maior risco de acidente vascular cerebral associado com a COVID-19, tanto a apresentação quanto o resultado foram vistos como frequentemente piores do que em outros acidentes vasculares cerebrais.

Além dos mecanismos diretamente mediados pela COVID-19, outro fator importante é a demora na apresentação nos serviços de urgências dos íctus, já que as pessoas tem medo de interagir com o sistema de saúde pelo risco de ser infectado.

O doutor Babak Navi, chefe da divisão de AVC e Neurologia do Hospital em Weill Cornell Medicine e diretor médico do Centro de AVC Weill Cornell disse que também viu muitos acidentes vasculares cerebrais em pessoas com COVID-19, mas que a maioria ocorre em pessoas mais velhas e já estão gravemente doentes pela infecção viral.

Pessoas mais jovens com COVID-19 também desenvolveram eventos cerebrovasculares, mas foi apontado como um evento bem raro, apesar do interesse recente nesta área. O campus de Cornell, tem tratado por volta de 2.000 pacientes com COVID-19, e ainda estão coletando e analisando seus dados, mas em um aspecto preliminar, aproximadamente 2% dos pacientes foram diagnosticados com AVC

Considerando a gravidade destes pacientes com ventilação mecânica, bloqueio neuromuscular farmacológico, desenvolvimento de falência múltipla de órgãos etc., que na realidade não é muito alta. No entanto, ele concordou que os pacientes com COVID-19 que têm um AVC tendem a ter um prognóstico ruim.

Muito disso tem a ver com a insuficiência respiratória e outros problemas com os órgãos principais, assim em alguns casos, os acidentes vasculares cerebrais são um evento fatal, quando se trata de pessoas muito doentes.

O Dr. Navi solicitou estudos mais detalhados para determinar o verdadeiro risco e as melhores estratégias para prevenir e tratar os acidentes vasculares cerebrais com a COVID-19

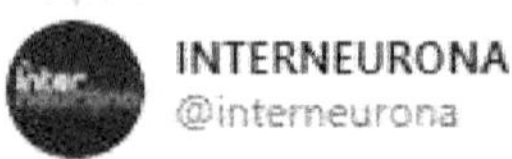

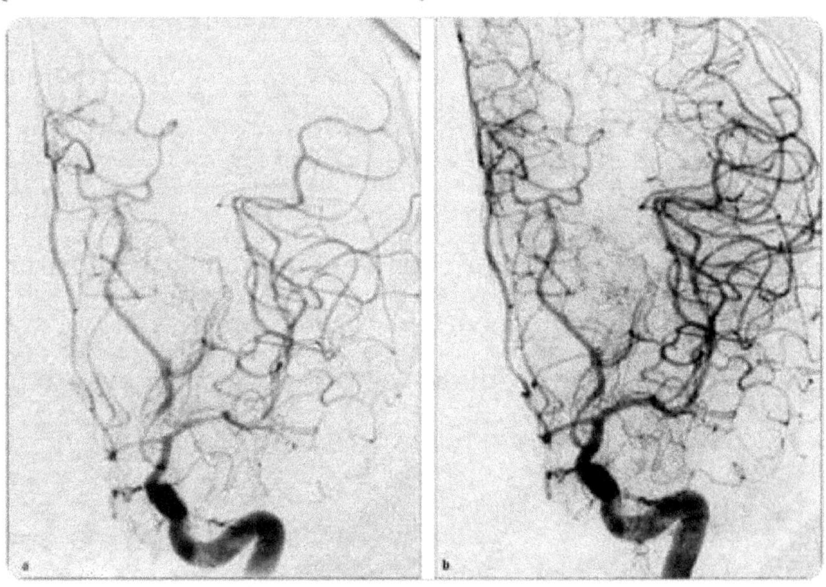

Ilustração 19 Tweet AVC e COVID-19

Se fazem necessários estudos mais rigorosos e de alta qualidade que sejam bem controlados. Fazer declarações contundentes baseadas em pequenas séries de casos de alguns centros sem grupos de comparação é controverso. As séries de casos são úteis para levantar a suspeita de uma associação ou fator de risco novo ou único, mas devem ser validados em estudos metodologicamente sólidos.

Por exemplo, o doutor A.P. Jadhav, professor associado de Neurologia e Cirurgia neurológica no Centro Médico da Universidade de Pittsburgh disse que seu centro não estava tendo um aumento de pacientes com derrame(íctus) e COVID-19, informando que o número de admissões por acidentes vasculares cerebrais em uma rede de 45 hospitais na área diminuiu em aproximadamente 40% em março deste ano em comparação com anos anteriores, enquanto que o número de acidentes vasculares cerebrais importantes com oclusão de grandes vasos tem sido constante.

A nível populacional, os atrasos na busca de atenção médica por acidente vascular cerebral são mais prejudiciais que o impacto da própria COVID-19.

Capítulo 4. Neuropsicologia da COVID-19

Os processos cognitivos são aqueles que permitem tratar a informação sensorial, tanto externa, como interna, percebê-la e analisá-la, para dar uma resposta adequada, processo que se complica, quando se incorporam outros como a memória, a atenção, a emoção ou a aprendizagem. Cada um destes processos vai ser objeto de estudo por parte da neuropsicologia, dependendo do trauma ou doença que se está analisando, assim existem transtornos que vão ter uma maior incidência sobre a atenção como o Transtorno do Deficit de Atenção com ou sem Hiperatividade ou outros que afetam principalmente a memória (Doença de Alzheimer), daí a importância de explorá-los para acompanhar a evolução do processo ou processos afetados, o que informará sobre a evolução da doença ou trauma.

Os processos cognitivos são os que "dão sentido" ao cérebro e o permite desenvolver, especializando-se em diferentes áreas de processamento, em função da tarefa que realizam, tudo sustentado em um cérebro único e irrepetível, moldado pela relação entre a genética e o ambiente. As bases disto são conhecidas, tanto dos sentidos, como das vias que estas seguem ao transmitir a informação até o cérebro, e dentro do mesmo as estruturas que intervem na sua análise em função do significado que vem. Informação que é processada e elaborada ao passar no filtro de atenção e se tornar consciente, podendo ser reelaborada na memória de trabalho, juntando a informação já registrada nos traços de memória existente, tudo isso para completar o processo de aprendizagem.

Embora este mecanismo seja comum para todos, ele pode variar em função do nível de desenvolvimento intelectual, desde a infância, quando estão sendo desenvolvidas estas habilidades, pode-se começar a observar diferenças especialmente entre as crianças superdotadas, os quais podem incluir chegar a apresentar piores execuções a nível acadêmico, já que se distraem "demasiadamente" ou dão "demasiadas voltas" aos problemas levantados, tentando oferecer soluções para as que ainda não está capacitado e com isso podendo ter piores avaliações que o restante de seus colegas, que empregam as regras aprendidas em classe, para a resolução de problemas simples sem "complicarem-se" mais. Apresentar o caso de um aluno "excepcional" serve para conhecer como são as condições dos demais, e como poderia melhorar seu rendimento se eles também tivessem certas habilidades desenvolvidas e até potencialidades a nível neural.

Temos que levar em conta que as vivências que temos

durante a infância definirão amplamente como nos relacionamos com os demais e conosco mesmos pelo resto da vida, portanto, essas crianças superdotadas deveriam receber uma atenção especial para que tivessem um contexto enriquecedor, onde pudessem desenvolver seu potencial de forma segura, mas sobretudo onde teriam a possibilidade de ser como uma pessoa da sua idade, sem submetê-las a pressões que não lhe correspondem.

Algumas teorias contemplam que se trata do mesmo processo cognitivo que teria qualquer pessoa, mas está sobre-otimizado, ou seja, o funcionamento a nível neural e cognitivo, desde quando se atribui a tarefa, até quando se resolve, vai precisar focar a atenção, alocação de recursos, busca por soluções, descartando as alternativas, corrigindo e redefinindo possíveis soluções, até a resolução final, mas no caso da superdotação, cada um desses passos, de forma individual e em conjunto, está otimizado tanto em velocidade de processamento, como em eficácia e para que isso aconteça três processos são destacados: a inibição, a memória de trabalho e a flexibilidade.

- Em relação à inibição, isso tem a ver com a capacidade de postergar processos externos para a resolução da tarefa atual, de forma que estejam disponíveis cada vez mais recursos atencionais possíveis para a conquista do objeto marcado, o qual se expressa em altos níveis de concentração que levam à pessoa a "isolar-se" do meio ambiente, enquanto está tratando de resolver um problema. A falta de otimização deste recurso faz com que a pessoa se distraia, fique pensando em "outras coisas" ou que não preste toda a atenção à tarefa atribuída. Esta inibição pode se expressar em três níveis, a nível motor, atencional ou comportamental, quanto mais níveis estejam implicados na tarefa cognitiva, maior vai ser a disponibilidade de recursos. É possível observar uma alteração do sistema inibitório atencional na esquizofrenia, onde a pessoa é incapaz de distinguir, entre estímulos relevantes e irrelevantes, relacionado com um deficit nas áreas cerebrais médias e anteriores.

- Em relação à memória de trabalho, é denominado assim, o emprego atual da informação disponível, proveniente tanto das sensações e percepções que captam e que constituem a memória a curto prazo, como da informação armazenada a longo prazo. Tudo o que permite a manipulação de tais informações para realizar tarefas ótimas, sendo indispensável para o planejamento, o raciocínio e a tomada de decisões. A falta de otimização da memória de trabalho impede que se tenha acesso a toda a informação relevante para o caso ou que a manipulação feita dela seja incompleta, evitando assim poder oferecer uma solução ótima, frente a demanda externa ou interna. A memória de trabalho está sustentada no córtex frontal, assim como a memória episódica, a ordenação temporal da memória e a metamemória; e no córtex pré-frontal, no qual se integra a informação proveniente de outras áreas.

- Já a flexibilidade cognitiva ou shif-ting, é a capacidade para afrontar dois ou mais pontos de vista por vez, podendo avaliá-los, comparar e determinar qual é ótimo para a resolução de tarefas. A falta de flexibilidade cognitiva impede a pessoa de ter uma visão ampla e enriquecida de informação, levando a um pensamento "pobre" em possibilidades, o que a impede de alcançar uma solução ótima. Sendo incapaz de mudar de pensamento ou conduta, mesmo que esteja se mostrando ineficaz e apesar disso persevera.

Algo que se tem observado em quase um terço das crianças, com transtorno de deficit de atenção, cujos estudos com magnetoencefalografia de assuntos enquanto realizavam a resolução do Teste Wiscosin de Classificação de Cartas (Mark, Poltavski, Petros, & King, 2019) indicaram que as áreas implicadas nesta falta de flexibilidade cognitiva se encontram no cingulado anterior e no córtex pré-frontal dorsolateral, ambos no hemisfério esquerdo.

Tudo isso permite acessar um nível mais alto de criatividade na resolução de tarefas, empregando para isso dois tipos de modelos de pensamento, o convergente e o divergente, o primeiro mais relacionado com a memória de trabalho, enquanto que o segundo requer mais inibição e flexibilidade de pensamento.

As vantagens entre os mais dotados não são evidentes em todas as tarefas, pois naquelas que requerem de poucos recursos atencionais, mnêmicos e de uma limitada flexibilidade mental, não tem porque haver diferenças em relação à execução em relação ao restante das pessoas.

Talvez a única diferença possa vir em termos da velocidade da resposta oferecida, mas será igualmente válido para o que qualquer um pode dar. Por outro lado, quando a complexidade da tarefa aumenta, onde é necessária maior concentração, mais recursos mnêmicos e flexibilidade mental, é quando as vantagens neurais e de aprendizagem, que principalmente as pessoas dotadas tem, vão evidenciando notáveis diferenças, podendo chegar a soluções que não ocorreriam a outro, em um tempo menor e com uma maior precisão, depois de haver descartado alternativas não viáveis e otimizado a resolução final.

Memória e COVID-19

A memória é um dos processos cognitivos mais estudados, devido a suas implicações em outros como a percepção, a linguagem ou a aprendizagem, já que sem memória não se poderia saber o que se sente, além de receber a informação visual ou auditiva, por exemplo; da mesma forma, ninguém saberia articular uma palavra, não porque existisse algum problema nas vias motoras, mas sim porque não se sabia o que dizer, além de emitir sons sem sentido; e por último, não se pode aprender sem memória, já que sem ela, cada dia seria como o primeiro dia de aula, na expectativa de um conhecimento de que amanhã não se lembraria.

A memória é um processo fundamental e complexo, já que vai cumprir funções de registro, codificação, consolidação, relacional, de acesso e recuperação da informação. Apesar de falar "da memória", esta não é unitária existindo diferenças em relação à função e o substrato em que se sustenta dependendo do tipo de estimulação percebida ou recordada.

Um processo que não é independente de outros como a atenção ou a emoção; onde a primeira influência na hora de selecionar a informação, registrar ou recuperá-la, sendo imprescindível que se atenda à estimulação para poder dar lugar à memória, sendo muito difícil recuperar algo que não foi atendido, já que a informação foi processada como irrelevante e não foi formado traço de memória permanecendo a informação no curto prazo, para ser substituída por nova informação em questão de segundos ou minutos.

Em relação à emoção, isso afetará na emotividade que será associada à referida lembrança, assim como na "durabilidade" da lembrança, sendo aquelas lembranças com uma maior carga emotiva os que durarão mais na memória.

Sobre a classificação da memória, esta pode ser separada em memória sensorial, memória de curto prazo e memória de longo prazo distinção que corresponde ao tempo em que a informação permanece no cérebro antes de "perder-se", durando segundos a memória sensorial; minutos a memória de curto prazo; e horas e até toda a vida a memória de longo prazo.

A memória sensorial fica evidenciada graças aos processos de habituação e sensibilização, no primeiro caso se perde "sensibilidade" ante uma estimulação repetida e "sem sentido"; no segundo, se aumenta a "sensibilidade" ante um estímulo apresentado anteriormente e com um alto valor significativo, por exemplo, ante um sinal de dor; em ambos os casos, se alguns segundos se passarem sem receber nenhum tipo de estimulação nova, o nível anterior é restaurado

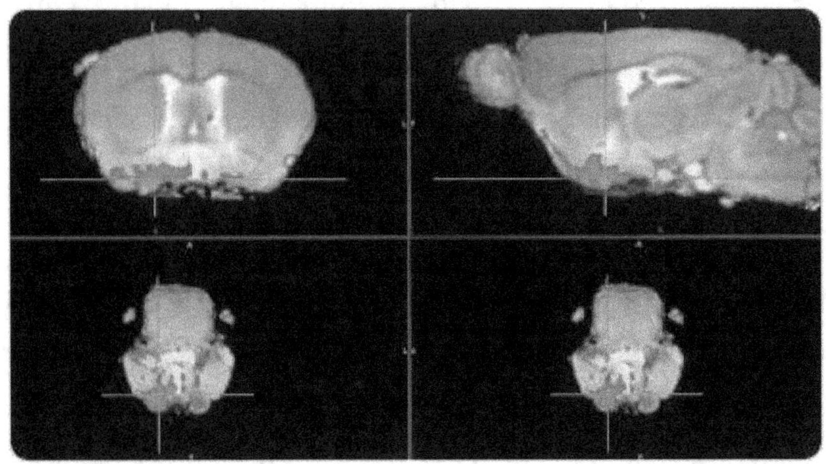

Ilustração 20 Tweet Dor

A diferença entre a memória de curto e longo prazo foi evidenciada graças aos casos de amnésia, onde foi observado como pessoas que tinham as estruturas que participam da consolidação dos traços de memória danificadas eram incapazes de aprender algo, além de reter a informação por alguns minutos.

Da mesma forma e dependendo do tipo de amnésia, estas pessoas são capazes de recordar qualquer feito aprendido anteriormente ao acidente ou traumatismo que originou a amnésia, apesar de não poder realizar novas aprendizagens.

Estes casos de amnésia também permitiram compreender melhor o funcionamento cerebral da memória, destacando o papel fundamental do hipocampo.

O modelo anterior que defendia o processo sequencial entre a memória de curto prazo e a memória de longo prazo foi superado graças às evidências encontradas em pacientes amnésicos em que este processo ocorre em paralelo

Além da classificação anterior, também se pode dividir a memória em explícita e implícita, a primeira é relacionada àquele conhecimento acessível conscientemente e que pode ser descrito com palavras; a segunda é relacionada com aprendizagens de que não tem por que haver se dado conta e é "difícil de explicar", assim como a aprendizagem de habilidades, os fenômenos de facilitação (priming) ou devido ao condicionamento clássico.

Distinção que se observa com frequência, com os

pacientes com amnésia, que são capazes de aprender novas habilidades através da memória implícita, mas não novos dados, datas ou outras informações explícitas.

A memória declarativa por sua vez pode se subdividida em memória episódica vs. memória semântica, a primeira faz referência a eventos ocorridos em um momento e lugar determinado; enquanto que a segunda abrange o conhecimento geral.

A memória está estritamente relacionada com a aprendizagem, de fato, não existiria um sem o outro; assim ao memorizar "algo" se aprende esse "algo", que posteriormente se poderá recuperar, igualmente quando se "desaprende" algo, se esquece e com isso se perde o traço de memória; mas a aprendizagem não é simplesmente um acúmulo de traços de memória sem nenhuma conexão entre si, como um livro em uma biblioteca, pelo contrário, cada vez que se forma um traço de memória de curto prazo, esta se compara com traços similares para comprovar se é sobre uma "novidade" ou não em relação aos referidos traços.

Por não proporcionar nenhuma informação nova, de forma automática se considera informação irrelevante e geralmente "perder-se" quando chega nova informação sensorial, então acaba por saber com certeza o que era feito há um mês se é sempre a mesma rotina.

Podemos deduzir, sem medo de nos equivocarmos, que estávamos no lugar "de sempre", fazendo o "de sempre", mas não seremos capazes de recordá-lo porque não chegou a formar um traço de memória de longo prazo.

Por outro lado, se a informação do traço de memória de curto prazo comparada com a informação registrada previamente supõe algum tipo de informação nova, ou uma mudança na que já existia, se realizará uma aprendizagem, modificando os traços de memória de longo prazo com a nova e relevante informação, e no caso de ser um assunto "novo", se consolidará em um novo traço de memória de longo prazo; mas estas modificações e novas aprendizagens não apenas virão de novas informações do exterior, mas também podem ser fruto de um processamento cognitivo superior, por exemplo, graças ao pensamento, mediante a reflexão ou a dedução, com o qual gera novas aprendizagens.

Ainda que seja possível equiparar a aprendizagem aos traços de memória de curto prazo e até sensoriais, estimando que enquanto esta informação esteja ativa, existe a possibilidade de consolidar-se, de não ser assim, se tratar de aprendizagens "fugazes", que em alguns minutos serão esquecidas.

Um dos fatores fundamentais na educação é a aprendizagem e portanto memorizar, ainda que isto não se limite a números, fatos e dados, mas também inclua o aprendizado das habilidades motoras, por exemplo. Tudo isso vai sendo pouco a pouco valorizado e avaliado para conhecer se o nível de desempenho corresponde com o do restante de seus colegas ou se existe algum atraso neste aspecto.

Por sua vez, a memória de trabalho é a responsável pela gestão da informação e dos mecanismos de controles cognitivos precisos para a resolução de problemas.

A memória declarativa é aquela que permite enunciar e explicar verbalmente seu conteúdo, ao contrário da memória procedimental ou não declarativa, que permite "fazer" sem que possa ser explicado em ocasiões.

Um exemplo de memória procedimental ou não declarativa é o montar a bicicleta, pelo qual uma pessoa chega a "dominar a bici" sem necessidade de que ninguém lhe explique como funciona o equilíbrio, a velocidade ou a inércia, já que com a prática e algumas instruções básicas a pessoa é capaz de aprender.

Se essa pessoa for perguntada como ela faz para montar na bicicleta, poderá dizer com mais ou menos "habilidade" os processos envolvidos, mas por si só não explicará este procedimento.

As investigações a este respeito mostram que aquelas crianças que tem dificuldades na aprendizagem das matemáticas, o que afeta de 3 a 8% da população, também podem ter dificuldades na linguagem ou na atenção, e se mostram menos eficazes nos processos cognitivos como a memória de trabalho, a atenção, a organização visuoespacial ou na linguagem na hora da busca para soluções de problemas e na realização de operações e cálculos numéricos.

Como foi comentado, a memória está baseada em pequenas unidades de informação denominadas traços de memória, das quais formam-se pela combinação da informação proveniente do exterior, a percepção desta e a comparação com outros traços de memória prévios.

A memória pode ser classificada em função do tempo em que a informação permanece no cérebro, a sensorial que dura alguns segundos, a de curto prazo que permanece alguns minutos, enquanto que a memória de longo prazo é capaz de permanecer durante anos. Sendo assim, é gerada uma memória sensorial, que passa a memória de curto prazo e se é uma informação relevante e nova se converte em memória de longo prazo; se é redundante e "inútil" simplesmente é esquecida e "destruída" aquele traço de memória; se for uma "modificação" ou melhora de um traço prévio, são realizadas as mudanças oportunas naquele traço. Portanto, para conseguir formar uma nova memória deve passar por uma série de filtros, como o sensitivo, requerendo que a sensação supere um determinado limiar; atencional, já que sem atenção não se aprende; e da tomada de consciência, no qual se converte a sensação em percepção e se "leva em conta".

Em relação aos processos neurais da memória, no século XX se descobriu como a estimulação moderada na mesma via, fortalecia as conexões interneurais, mediante o que se denominou Potenciação Sináptica a Longo Prazo

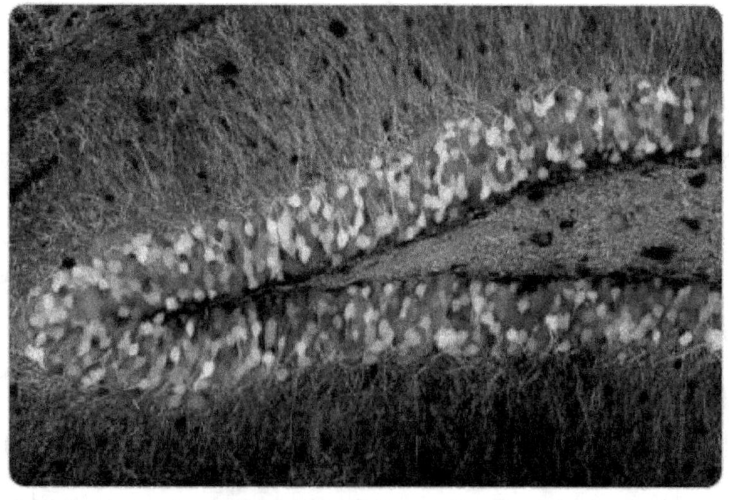

Ilustração 21Tweet Hipocampo

Neste processo está a base da formação dos traços de memória, ao conectar diferentes informações colhidas pelos neurônios e juntamente com a plasticidade neural se permitem modificações pontuais e inclusive estruturais em função da aprendizagem, que nada mais é do que informação mais ou menos "rica" memorizada.

O processo então, consiste em uma estimulação externa ou interna, que chega ao cérebro formando um traço de memória sensorial, que passa pelo filtro atencional e é percebida formando o traço de memória a curto prazo, onde permanecerá brevemente até que outro novo traço ocupe "seu lugar", perdendo-se a informação não consolidada. Por outro lado, se esse traço se consolida, passa a ser memória de longo prazo, onde permanecerá durante anos. Tanto é que chegaram a realizar experimentos para saber até que ponto se é capaz de recordar, o que levou a comprovar como os traços de memória de longo prazo não só podem ser recordados durante anos como até por décadas, estando em muitos casos no "limite" não tanto no traço em si, mas na capacidade de acessar e recordar estes traços.

Traços vão conter grande quantidade de informação sensorial do momento onde se registrou, não apenas se referindo ao que foi aprendido, mas também o contexto onde ocorreu, que pessoas estavam ali ou como se sentia nesse momento entre outros. De fato, quanto mais dados puderem ser lembrados, muito mais "efetivo" é o traço de memória e a sua recuperação permanecerá acessível durante um tempo maior, já que as vias para fazê-lo serão diversas.

Por outro lado, se este traço de memória foi registrado empregando um ou dois estímulos e o acesso a algum deles se "perde", é mais provável que se considere "perdido" o traço de memória, quando na realidade está inacessível. Em relação às áreas implicadas na memória, destaca-se o hipocampo e o núcleo dorso medial do tálamo, na memória explícita; e os gânglios basais e o cerebelo na memória implícita. Estudos com pacientes epilépticos que sofreram uma lobectomia temporal bilateral, mostram uma perda significativa na formação de novos traços de memória de longo prazo, conservando intacto suas recordações anteriores.

Apesar de parecer "simples" o que significa lembrar de um evento que aconteceu no dia anterior, uma semana atrás ou até há alguns anos, a lembrança é muito mais complexa, pois requer a ativação das áreas implicadas no referido traço de memória. Para simplificar, pensemos que lembramos o que comemos ontem, para isso nosso traço de memória ativará a sensação da vista; do paladar e do olfato, como componentes do referido traço. Outras lembranças envolverão mais ou menos sentidos, dependendo da informação relevante para referido traço de memória, portanto, os passos das operações da memória seriam: codificação, análise, combinação, agrupamento, armazenamento e recuperação.

Em relação às bases neurais, são três as principais áreas implicadas na memória, os lobos temporais, o diencéfalo e o cérebro anterior basal.

a) Dentro do lobo temporal, a região mais importante para a memória é o sistema límbico, que compreende as circunvoluções subcalosa, do corpo caloso e do hipocampo, a formação do hipocampo, o núcleo amigdaloide, os corpos mamilares e o núcleo talâmico anterior. As alterações provocadas por lesões no sistema límbico envolvem o comprometimento da memória declarativa episódica, mantendo-se a memória implícita e a perceptiva. Os componentes fundamentais da memória são o córtex perirrinal, entorrinal e parahipocampal junto com o hipocampo, estruturas altamente conectadas por circuitos recorrentes com o córtex de associação do lobo temporal, recebendo também informação de todas as modalidades sensoriais.

b) O diencéfalo, composto pelo tálamo e o hipotálamo,

com um papel de destaque na memória os núcleos anteriores e dorsomediais do tálamo, os corpos mamilares; o fascículo mamilotalâmico que conecta o complexo hipocâmpico medial com os núcleos anteriores do tálamo; e a via amigdalofugal que conecta a amígdala com os núcleos dorsomediais.

c) O cérebro anterior basal, que se encontra entre o diencéfalo e os hemisférios cerebrais, cujos componentes são a área septal, a banda diagonal de Broca, o núcleo accumbens, o bulbo olfatório, a substância inominada e a área pre-ótica; em relação a memória cumpre um papel de associação dos diferentes componentes modais dos traços de memória, pelo que a alteração desta zona provoca incoerência nos componentes das lembranças.

Na memória de longo prazo, se armazena todos os significados enquanto as figuras, fórmulas e relações matemáticas da aritmética, as quais são recuperadas e "utilizadas" na memória de trabalho, e sem elas não é possível resolver uma simples questão de uma soma, pois não se "lembrará" nem o significado que tem ao adicionar dois números.

A memória de trabalho está intimamente relacionada ao desenvolvimento das habilidades fonológicas, já que estas medeiam com a aritmética ao permitir também a recuperação dos resultados através de códigos linguísticos, assim as representações fonológicas vão permitir uma recuperação de fatos mais eficientes; por sua vez as bases neuronais das operações que se resolvem mediante a recuperação da memória de longo prazo baseados em códigos verbais se encontram no giro angular esquerdo.

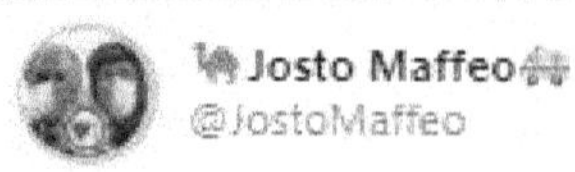

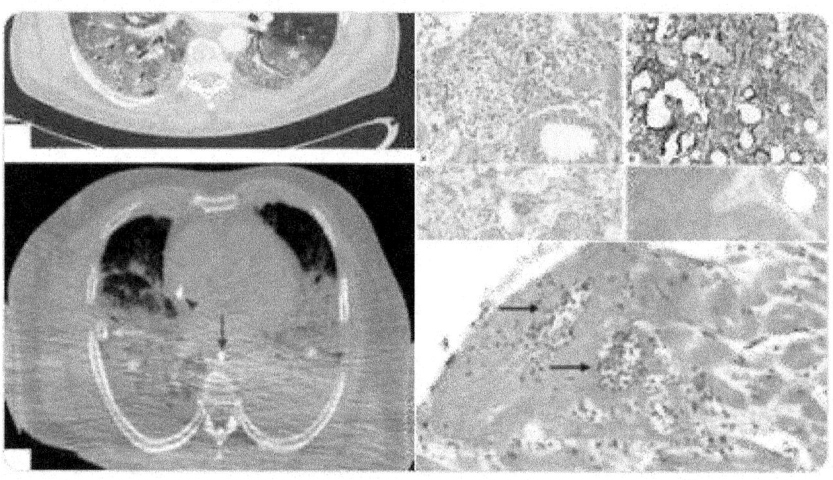

Ilustração 22Tweet Efeitos da COVID-19

No caso da COVID-19, já foi relatado como este vai ter uma influência direta a nível neural

Da mesma forma, em aqueles que foram infectados e tiveram que ser hospitalizados, os efeitos da medicação podem interferir na formação da memória, e que depois de sua recuperação pode ser que fiquem "lacunas", ao não haver consolidado referidos traços durante o período de hospitalização.

Ainda que em ambos casos se trate de uma situação temporal, que não vai ter maiores consequências sobre a vida da pessoa, ou seja, os problemas de memória não vão ser permanentes, aquele que não foi registrado não poderá ser recuperado.

LINGUAGEM E COVID-19

O humano se define por ser eminentemente um "animal social" para o qual requer do instrumento básico da comunicação, já que sem comunicação não pode existir sociedade. Quando se pensa em comunicação, tem que fazer, tanto com a palavra, como nas manifestações escritas e inclusive gestuais. Hoje em dia, graças as novas tecnologias podemos nos comunicar constantemente, recebendo e emitindo mensagens, seja através de s.m.s., chamadas ou videoconferências, mas também são comunicação, as entradas que se escrevem no blog ou as fotos que são postadas no Instagram, compartilhando o que se comeu no dia ou o lugar que se visitou.

Ainda que tenham existido antecedentes, com maior ou menor êxito, sobre a localização de funções "mentais" no cérebro ou mais especificamente nas protuberâncias ou afundamentos do crânio, não foi até o século XIX, quando Broca informou sobre a localização da função da linguagem, no giro frontal interior esquerdo, área que receberia seu nome até hoje, conhecido como área de Broca.

Na mesma época Wernicke, confirmou os dados relativos ao substrato biológico da linguagem nos hemisférios cerebrais, adicionando uma nova localização para a função da compreensão da linguagem, no giro temporal superior esquerdo, região que atualmente se denomina área de Wernicke

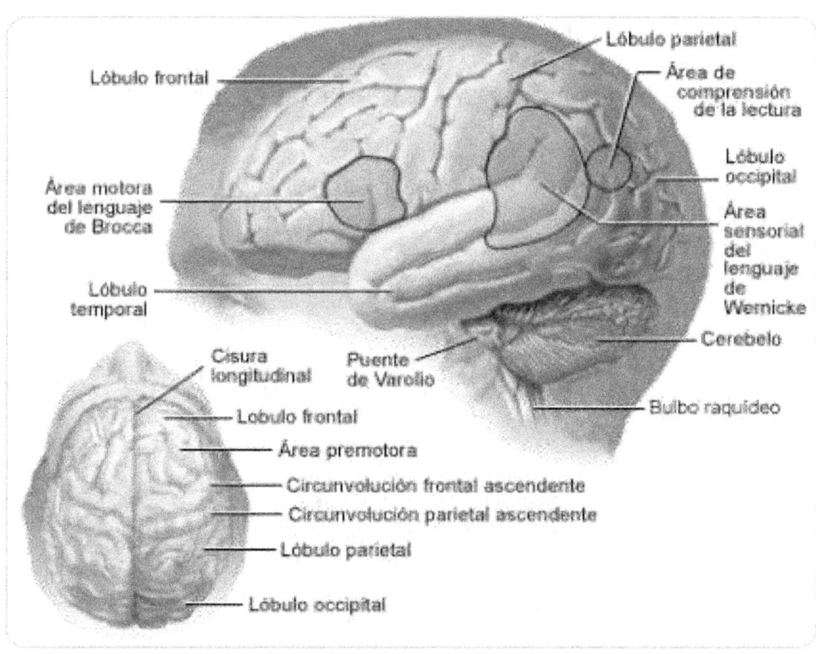

Ilustração 23 Tweet Regiões do Córtex

O desenvolvimento da linguagem vai progressivamente melhorando com a prática, desde as primeiras sílabas pronunciadas aos 6 meses, passando pelas primeiras palavras aos 11 ou 12 meses, até chegar aos 18 meses onde lidam com a fluência de uma dúzia de palavras, começando a formar frases com sentido complexo.

Se tem um assunto que se tem investigado sobre a diferenciação hemisférica, tem sido o da linguagem. De fato, a dominância do hemisfério esquerdo na linguagem está claramente estabelecida, o que não descarta o hemisfério direito em algumas funções, colocadas em evidência graças aos estudos sobre lesões cerebrais.

A assimetria hemisférica foi evidenciada no século XIX, onde se descobriu que a fala estava regida pelo lobo frontal do hemisfério esquerdo, não participando do mesmo o hemisfério direito, considerando-se a este subordinado e de menor relevância, até que as lesões no hemisfério direito começaram a evidenciar deficit em habilidades espaciais e musicais.

Abandonando o termo de dominância hemisférica pelo de predomínio hemisférico no controle de uma determinada função, refletindo desta forma a interdependência e interconexão hemisférica, que sustenta muitos dos processos e funções cognitivas superiores.

Atualmente se sabe que o hemisfério esquerdo, se encarrega do reconhecimento de grupos de letras que formam palavras e grupos de palavras que formam frases, tanto na linguagem falada como escrita; igualmente está implicado na numeração, as matemáticas e a lógica; podendo-se considerar como centro de expressão. As lesões no mesmo provocam alterações na compreensão e na produção da fala, além de afetar a nível motor, o lado direito do corpo.

São diversas as contribuições que a psicolinguística tratou de incorporar na hora de propor teorias sobre como a linguagem é desenvolvida, sendo em alguns casos equiparados ao desenvolvimento das matemáticas, já que a linguagem serve para "moldar" a realidade segundo um código estabelecido.

No caso das matemáticas, chega a ser desenvolvida uma linguagem própria, cujas bases estão sustentadas no cérebro, daí a importância de conhecê-lo. Assim Skinner, desde o neocondutismo, afirma que a linguagem é uma construção social e que é neste onde se aprende e desenvolve, assim como qualquer outra habilidade humana, para o que se deve dar as condições ambientais oportunas, apoiando-se na observação e empregando regras como a do reforço ou o condicionamento, que funcionou tão bem para a aprendizagem de habilidades motoras

Chomsky, por sua vez, afirma que a linguagem está tão embutida na natureza humana, que é parte da sua genética e a diferencia de Skinner, ao dizer que não precisa das "condições adequadas" para que surja. Enquanto que Piaget, entendia a linguagem como mais um produto de outras habilidades e capacidades e que requeria destas para seu posterior desenvolvimento.

Vygotsky, por sua vez opta por uma postura intermediária, aceitando que existem mecanismos inatos que orientam ao menor para a comunicação, mas que requer um meio favorável para que este possa se desenvolver adequadamente.

Temos que levar em conta que nem todas as regiões cerebrais vão amadurecer ao mesmo tempo, assim as primeiras áreas a amadurecer seriam as relacionadas com as funções motoras; posteriormente as relacionadas com a orientação espacial e a linguagem, seguido das relacionadas com a atenção e as funções executivas; sendo as áreas que mais demoram a amadurecer são as de associação que integram informação de diversas modalidades sensoriais

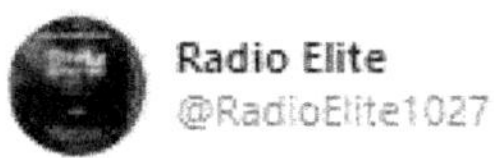

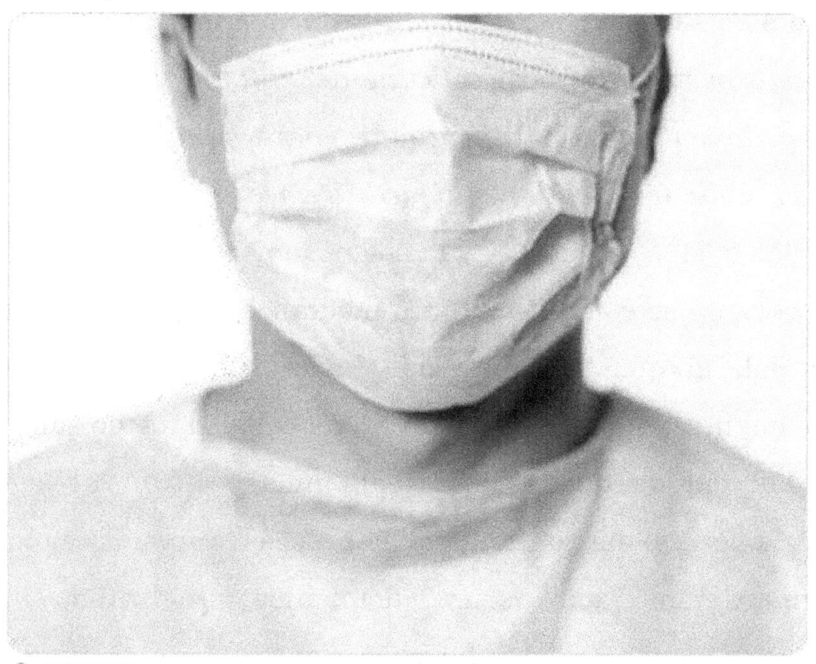

Ilustração 24 Tweet Fala e COVID-19

No caso da COVID-19 não foi reportado que as pessoas infectadas, sejam assintomáticas ou não, mostrem dificuldades na aquisição de competências relacionadas com a linguagem ver 24).

Ainda que, segundo informa a O.M.S., pode sim se produzir interferências na hora da emissão da linguagem, como se pode extrair do seguinte parágrafo proveniente da seção de "Perguntas e respostas sobre a doença por coronavírus (COVID-19)" na data de 18 de maio de 2020

"As pessoas de qualquer idade que tenham febre ou tosse e também respirem com dificuldade, sintam dor ou pressão no peito ou tenham dificuldades para falar ou mover-se devem solicitar atendimento médico imediatamente".

Ou seja, os pacientes vão poder demonstrar dificuldades na hora de se comunicar tanto mediante linguagem oral ou gestual, já que também pode haver limitações em seus movimentos, o que pode afetar a sua capacidade de solicitar ajuda quando requisitada. Esse foi um aspecto que até agora não foi levado em conta , pois as pessoas sintomáticas leves permaneciam em seus domicílios realizando um acompanhamento telefônico sobre sua evolução, principalmente em relação à temperatura corporal, na qual foram deixados de fora aqueles que, justamente por causa dessa doença, não conseguiam se comunicar adequadamente.

Emoções e COVID-19

O estado de ânimo é a forma em que se lida com as atividades diárias, e como se responde ante as dificuldades que vão surgindo

Ilustração 25 Tweet Fórnix

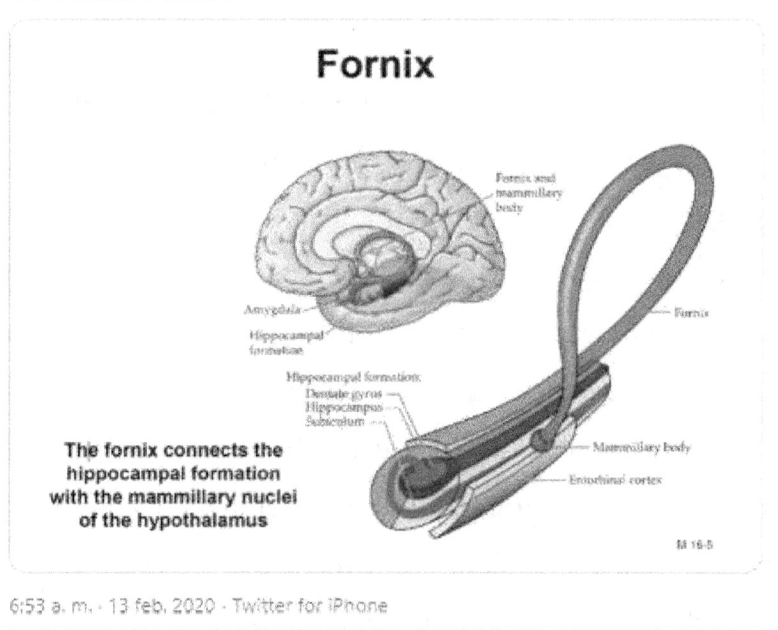

O saudável é ir adaptando este estado às circunstâncias,

assim em um determinado momento se pode requerer de um certo nível de atividade superior, para dar uma resposta rápida ou enérgica; por outro lado, em outros momentos estas devem ser calmas e pausadas.

Então, cada uma das pessoas ao longo do dia geralmente passa por quase todos os estados de ânimo, com momentos de maior ou menor intensidade de ativação pessoal em função das circunstâncias que rodeiam o indivíduo.

Porém, quando estes estados se veem alterados, se responde de uma forma desajustada às exigências do momento, ou seja, de uma forma inadequada, com hiperatividade ou inatividade, mesmo que as circunstâncias não exijam isso.

Isso não só vai por em risco a eficácia do trabalho que se está desenvolvendo, mas também vai afetar as relações sociais, familiares e como um casal.

Estas alterações de estado de ânimo podem chegar a se tornar "crônicas", fazendo com que a pessoa mantenha um nível de ativação elevado contínuo, com um consequente gasto em sua saúde, causando irritabilidade, repetidas grosserias e até agressividade, como se pode observar nos transtornos por ansiedade, onde existe um contínuo e elevado nível de ativação não justificado pelas circunstâncias.

Quando se torna crônica uma resposta de baixa

atividade, começam a ser prejudicada as relações sociais, familiares e pessoais, mas pelo efeito contrário, pela excessiva passividade, que pode levar à inação e à dependência absoluta de outros para realizar até as tarefas mais simples. Isto é o que acontecer no transtorno depressivo maior, onde um estado relaxado e pausado torna-se crônico e passa a ser parte da forma de agir do indivíduo.

Em relação ao exposto anteriormente, devemos acrescentar que um dos problemas que podem ser vistos com maior frequência na consulta é em relação as emoções, seja por sobre ativação, no caso de estresse e da ansiedade ou por sua inibição, no caso da tristeza e da depressão, mas não se trata unicamente de que as pessoas estejam mais sensíveis a estes problemas e por isso procurem com maior frequência a consulta psicológica, mas também são os problemas mais comuns sofridos, muito mais que qualquer outro transtorno do âmbito da saúde mental.

A tristeza é um estado pelo qual a pessoa deixa de sentir-se "plena" ou ao menos "normal", considerada como uma das emoções básicas, junto com a felicidade ou o medo.

São muitos os motivos que podem gerar tristeza, desde a perda de um ente querido, até não ter consigo uma meta desejada, mas talvez o mais grave seja pela presença de uma doença, sobretudo se for incurável ou crônica.

A relação entre a saúde física e a mental faz tempo que deixou de estar em discussão. Quando alguém sofre um mal físico, isto vai ter um efeito direto sobre seu estado de ânimo, e este sobre o resto dos âmbitos da pessoa, incluindo sua forma de se relacionar consigo mesma e com os demais.

Quando alguém se sente mal, por exemplo, por sofrer de uma doença crônica, isto pode alterar de forma significativa seu estado de ânimo, inclusive podendo levar o paciente a ter uma depressão.

Porém, quando aparecem os sintomas da depressão, a situação piora, já que os efeitos que estes tem sobre a saúde são importantes, ao reduzir a qualidade de vida da pessoa com uma diminuição do estado de ânimo e também do sistema imunológico, o que permite ao paciente entrar em um círculo vicioso.

Quanto pior se está fisicamente, pior se sente psicologicamente e quanto mais sintomas depressivos sofrer, seu corpo vai responder pior e portanto em vez de facilitar a recuperação vai prejudicá-la.

As consequências deste círculo vicioso é um agravamento da sintomatologia, piorando a qualidade de vida do paciente, fazendo com que seja menos tolerante ao que sucede a ele e com isso que tenha um pronóstico pior, em comparação com outro que não tenha associado estes sintomas depressivos.

Daí a importância de detectar os primeiros sintomas da depressão, para poder tratá-los o quanto antes para que não avance e prejudique mais a saúde.

A depressão, baseada na sua origem, pode se distinguir entre exógena e endógena, no primeiro caso a depressão viria de acontecimentos externos "negativos" que a pessoa vivencia e que afetam o seu estado de ânimo, por exemplo, o rompimento sentimental ou a perda de um ente querido, ao estender-se a tristeza provocada além do período de luto.

Entre os muitos efeitos da depressão, pode-se constatar que ela é caracterizada por sentimentos de culpa, desesperança e inutilidade, com pensamentos negativos; além de um aumento da sensibilidade a dor, com mal estar persistente, problemas digestivos, fadiga, irritabilidade, perda de interesse pelo que antes lhe agradava, dificuldade para concentrar-se, além de alteração do sono, que pode ser afetado tanto pelo excesso como pela falta, assim como sofrer de depressão vai produzir mudanças a nível neural sobretudo quando esta se torna crônica

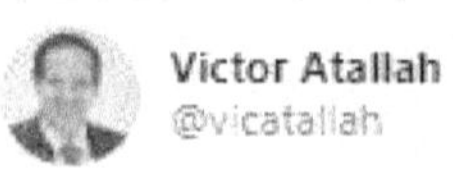

Victor Atallah
@vicatallah

La depresión puede cambiar el cerebro. Personas deprimidas más 10 años muestran 30% más inflamación cerebral y Disminuye actividad área prefrontal cerebro, asociado razonamiento, personalidad y juicio. Puede llevar pérdida células cerebrales, problemas memoria y altera ánimo #VA

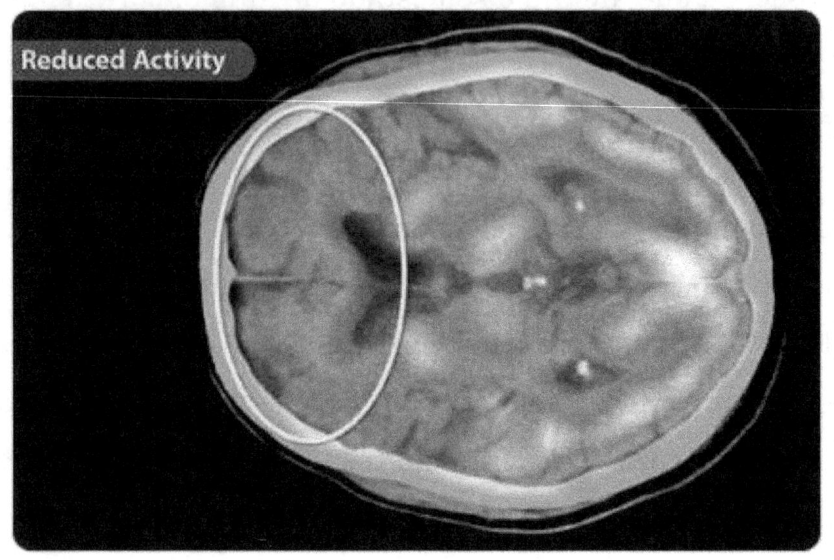

1:24 a. m. · 17 may. 2020 · Twitter Web App

Ilustração 26 Tweet Cérebro e Depressão

Como foi comentado, a relação entre a saúde física e a psicológica está há muito tempo estabelecida. Atualmente estão sendo realizadas novas descobertas; assim, até agora, era sabido que quando "maltratávamos" o corpo com demasiada pressão, isto provocava um grande desgaste do mesmo e portanto tinha mais probabilidade de "falhar" prematuramente.

Ao menos assim foram confirmados os estudos dos anos sessenta em que surgiu o termo de Personalidade Tipo A, para definir aqueles indivíduos que se mostravam especialmente competitivos, inquietos e com níveis elevados de estresse e ansiedade em seu dia a dia.

Nestas pessoas se comprovou que existiam mais possibilidades de sofrer de alguma patologia cardíaca, como o ataque cardíaco, o qual, ao ocorrer, não só aumenta a possibilidade de ter outro ataque cardíaco, como também debilita sensivelmente este músculo tão importante como é o coração, podendo encurtar em muitos casos meses e até anos de vida.

Em contraste surgiu o termo de personalidade tipo B, como uma personalidade protetora da saúde, caracterizada por um individuo calmo, com uma mente em paz, regido por valores de cooperação e criatividade, podendo ser igualmente eficaz nas suas tarefas.

Neste caso, o coração, longe de sofrer os "golpes" diários, parece estar protegido e com isso se produzem menos ataques que nos de personalidade tipo A, mas o que acontece com aquelas pessoas que sofrem de depressão?

Isso é o que se tem tentado responder desde a Escola de Psicologia Experimental, Universidade de Bristol (Inglaterra) ara isso foi realizado um estudo com a participação de 1413 pessas, das quais 785 haviam sofrido de depressão (480 endógena e 205 reativa), cujas idades médias oscilavam entre os 44 aos 58 anos nos que tinham sofrido depressão reativa e depressão endógena respectivamente, dentre os participantes mais da metade, 67,7% eram mulheres.

Como grupo controle foram usados os dados do Registro do Serviço Nacional de Saúde da Inglaterra, onde se obteve informação sobre o número de ataques cardíacos sofridos, assim como a taxa de sobrevivência das pessoas com as mesmas idades.

Os resultados mostraram que os homens tendem a sofrer uma diminuição significativa do tempo de vida devido a problemas associados ao coração, mas esta relação somente ocorre no caso da depressão endógena.

Ou seja, a depressão originada pela situação que atualmente se está vivendo em relação ao confinamento, e ante a impossibilidade de realizar algumas atividades que anteriormente "enriqueciam" a vida emocional da pessoa e cuja "perda" temporal pode provocar a sintomatologia depressiva. Apesar disso e baseado na investigação anterior, isto não vai representar um risco sobre a saúde no que diz respeito à diminuição de anos de vida. É necessário que se atente aos estados emocionais, já que estes podem ser influenciados pela situação atual de confinamento provocando a aparição da depressão e da ansiedade

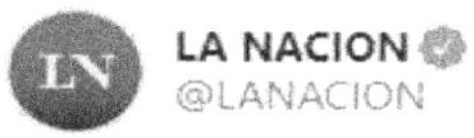

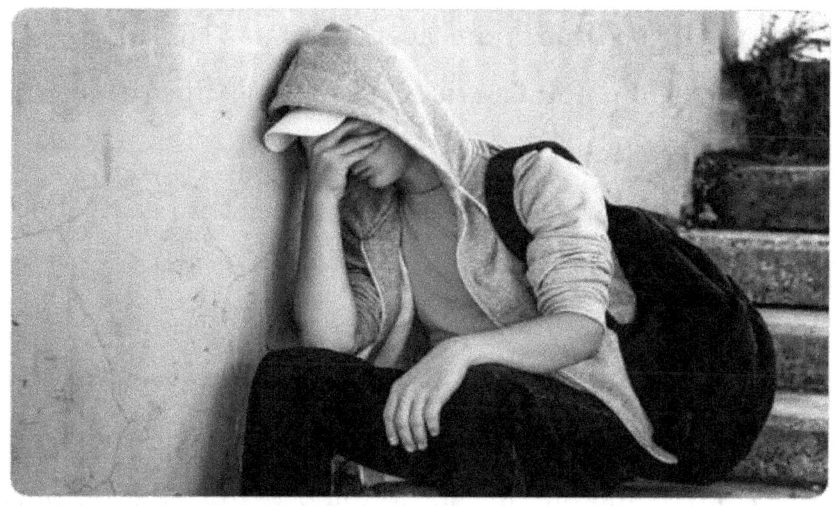

Ilustração 27 Tweet Depressão na Quarentena

Em relação ao estresse, é necessário salientar que ao

longo do dia existem numerosas situações que requerem a máxima atenção, na que se tem que dar a melhor resposta possível, seja pela pressa ou por ter que atender a várias solicitações de uma só vez. Estas demandas produzem estresse, o qual vai alterar o ciclo normal do sono-vigília, provocando em muitos casos insônia.

Assim, o estresse mantido a médio ou longo prazo pode ser nocivo para a saúde, é o que se denomina como distresse, mas também existe o estresse "bom", ou seja, aquele que durante um curto espaço de tempo aumenta as capacidades e te faz dar respostas mais acertadas nas atividades que devem ser desempenhadas, a este segundo tipo de estresse se denomina eustresse.

Para que seja "bom" ou "mal", depende tanto da avaliação psicológica dos acontecimentos e situações estressantes como de que estas se mantenham durante um certo tempo. Assim, uma situação avaliada como desafiante, mas atraente como forma de se superar ou de "se destacar", pode motivar a pessoa a dar o melhor de si, obtendo êxitos que de outra forma não seriam alcançados; mas se essa situação for mantida ao longo do tempo, ocorre o esgotamento dos recursos segundo se explica na Síndrome Geral de Adaptação e com isso deixaria de ser motivador convertendo-se em algo "insuportável", dando o passo de sucesso para a doença;

síndrome onde se dividem as situações de estresse em três etapas:

A inicial ou de reação de Alarme, desde o momento em que se produz o estímulo ou a situação estressante, o organismo tem que se preparar para responder.

A de resistência ou Adaptação, nesta fase é ativado o mecanismo do eixo Hipotálamo-Hipófise-Adrenal (H.H.A.), para responder a demanda estressante; se esta desaparece, o organismo tenderá a uma "desativação" produzida por um mecanismo de retroalimentação negativa, que emprega a mesma via H.H.A., de forma que o cortisol das glândulas suprarrenais inibirá a produção do hormônio liberador da corticotropina da hipófise e com isso desativará o eixo H.H.A., recuperando assim os níveis basais prévios a aparição do estresse; por outro lado, se o estímulo estressante se mantêm, o organismo passará a seguinte fase.

A final ou de Exaustão, quando os recursos do corpo são limitados e estão disponíveis por um tempo escasso, no qual ocorre um esgotamento dos mesmos, assim como do estado de tensão que o origina. Esta exaustão, vai trazer toda uma série de consequências nos distintos sistemas implicados que podem levar a pessoa a adoecer.

Um estresse a médio prazo vai trazer uma série de consequências, como dores musculares, alteração do sono, do estado de ânimo e imunodeficiência.

Um estresse crônico, por outro lado, vai provocar efeitos mais graves, sendo o responsável por alterações digestivas que podem acarretar úlceras e diarreias; obesidade pelo aumento de apetite e com isso aumenta a possibilidade de adquirir diabetes; enfraquecimento do sistema imunológico, estando mais exposto a infecções e resfriados; perda de memória, de motivação, sono, alteração do estado de ânimo; e aumento da pressão arterial e da frequência cardíaca, acúmulo de colesterol e triglicérides no sangue, com aumento do risco de doenças cardíacas e derrames.

A nível psicológico também se pode acrescentar os sintomas de determinados transtornos, como no caso da esquizofrenia onde possuem maiores níveis de estresse, expressão aumentada de sintomas psicóticos; e em pessoas normais, a toxicidade de níveis elevados de cortisol no cérebro de forma aguda, leva ao envolvimento de determinadas estruturas neurais que vai repercutir em um pior desempenho cognitivo, como no caso do hipocampo, necessário para o estabelecimento de novas aprendizagens.

Porém, se houve uma mudança que teve uma grande repercussão para os cidadãos foi o confinamento da população durante meses em suas casas; embora esta possa ser uma das medidas mais midiáticas e até impopulares, sobretudo quando pela primeira vez na história, o governo chinês chegou a fechar uma de suas províncias impedindo a livre circulação de seus habitantes, e ditando que se trancassem em suas casas permitindo-as sair apenas para conseguir comida.

Situação inédita até a data, mas que é justificada pelas autoridades sanitárias como forma de combater a expansão da COVID-19 e com isso reduzir a possibilidade de infectar outros cidadãos, além de "proteger" o restante do país da expansão do mesmo.

Medida que foi adotada pela Itália quando o número de infectados cresceu descontroladamente, e logo por muitos outros países com maior ou menor restrição.

Se nos colocarmos no lugar de um cidadão comum daquela cidade, nos daremos conta do que implica que da noite para o dia se veja limitado em seus deslocamentos, fechado em sua própria casa por dias e dias, sem saber quanto durará a situação e nem sequer se será efetiva.

Mudança que influencia na forma de se comunicar com os demais, baseado no uso das novas tecnologias, assim se tratou de ocupar os cidadãos por meio de atividades de lazer, além das recomendações para que levassem uma vida equilibrada em relação à alimentação, higiene e esporte, adaptado a faixa etária, mas quais as consequências sobre o estado de ânimo tem o confinamento dos cidadãos

Isto é o que tratou de responder com uma pesquisa realizada pela Universidade de Valhadolid (Espanha) no estudo participaram 3.550 adultos, que responderam eletronicamente a dois questionários, o primeiro para avaliar a sintomatologia depressiva e ansiosa, através da Depression Anxiety Stress Scale e o segundo para avaliar o estresse póstraumático através da Impact of Event Scale

Os resultados encontrados relataram sintomas de ansiedade em 32,4% dos participantes, enquanto que 37% sofriam estresse e 44,1% depressão, apresentando níveis maiores entre as mulheres e os jovens, sobretudo entre os que mostravam problemas anteriores de ansiedade e depressão, e que apresentaram sintomas que os levaram a suspeitar que teriam tido COVID-19 segundo um autorrelato; ou seja, segundo estes resultados 1 em cada 3 cidadãos vai sofrer sintomas associados a estados emocionais, dos quais estarão mediados principalmente pelo gênero, a idade e se tiveram ou não antecedentes de problemas de ansiedade e depressão anteriores ao confinamento.

Uma situação que gera altos níveis de estresse mantidos no tempo, que vão marcar de forma diferente cada pessoa em virtude de suas próprias características psicológicas, o que em alguns casos vai acarretar consequências a médio e longo prazo, uma vez superada a quarentena.

Assim, é previsível que ocorra um maior número de casos de depressão ou estresse pós-traumático em relação à população que não precisou passar pelo referido confinamento domiciliar, como se viu entre os isolados no caso da Síndrome Respiratória Aguda Grave, que é da família do coronavírus e provoca pneumonia grave cujo aparecimento ocorreu em 2003

Estes são os casos mais frequentes implicados na aparição de transtornos de estado de ânimo, embora possa ocorrer uma combinação de ambos os estados, mudando de um depressivo para maníaco, neste caso se estaria ante um transtorno bipolar, onde o que predomina precisamente são as mudanças do estado de ânimo não ajustados às circunstâncias vividas.

Na repentina mudança de estado, sem aviso prévio, a intensidade de alguns episódios, tanto maníacos como depressivos podem desconcertar e inclusive confundir às pessoas próximas.

Ainda que atualmente existam tratamentos específicos para o controle dos sintomas, o que proporciona um período de tempo maior estável, este tratamento as vezes é abandonado pelos pacientes.

Acreditar que já esteja "curado" ou que já "não os

necessita" são os principais motivos que argumentam para deixar a medicação; mas como os pacientes com Transtorno Bipolar vivenciam sua psicopatologia?

Isto é o que foi averiguado pelo Departamento de Psicologia da Universidade de Kumaun (Índia)

No estudo participaram 40 pacientes diagnosticados com transtorno bipolar e 40 sem o referido transtorno que atuariam como grupo controle para comparação; foi pedido a todos eles que preenchessem o Dimension Personality Inventory

Os resultados mostram diferenças significativas em relação ao gênero (maior incidência em mulheres); a idade (maior incidência entre os adultos entre 40 a 50 anos frente aos jovens entre 20 a 30 anos), mas não foram encontradas diferenças significativas entre a avaliação dos pacientes com transtorno bipolar frente ao grupo controle.

Os autores do estudo apontam que o achado é inesperado já que a diferencia de outras psicopatologias onde se expressa com sintomas menos evidentes, onde o paciente é consciente e sofre pela sua doença, no caso do transtorno bipolar onde existe uma dualidade de sintomas evidentes para qualquer pessoa de fora, apesar disso, essa situação não lhe causa sofrimento psicológico.

Além destas consequências "sociais" existem mudanças neurais nos pacientes por sofrer desse transtorno a médio e longo prazo

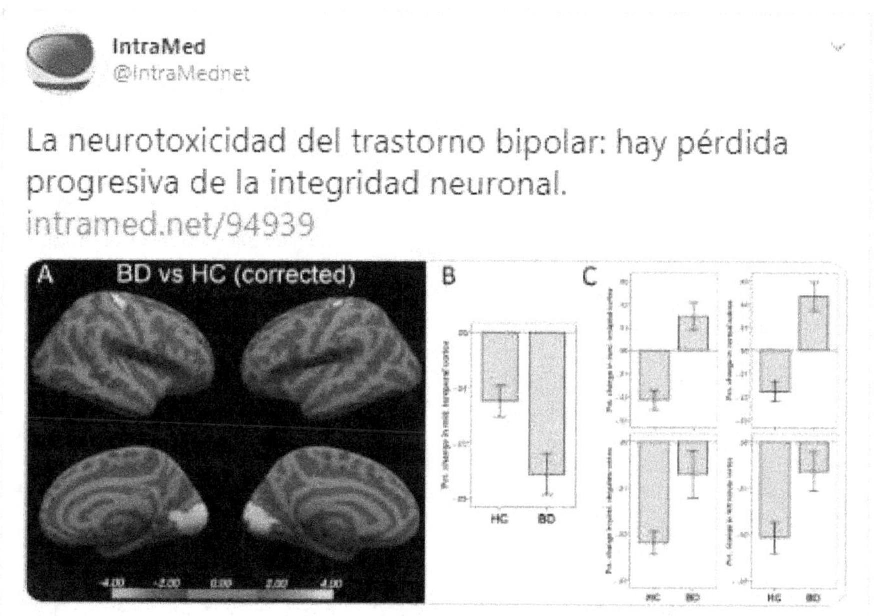

Ilustração28 Tweet Transtorno Bipolar

Assim, sofrer deste transtorno em uma situação como a do confinamento por dias e dias, pode causar uma série de problemas no referido paciente, tanto em termos de adesão ao tratamento, podendo tender a abandoná-lo e com isso aumentar seus sintomas; como em relação à convivência com outros membros da família ou cuidadores, os quais vão sofrer

o abandono da medicação sendo em alguns casos objeto de

episódios maníacos que vão sofrer o paciente bipolar.

Capítulo 5. Uma Neuropsicóloga em tempos de COVID-19

Se eu tiver que compartilhar minha experiência vivida como Neuropsicóloga em tempos de COVID-19, como comunicar, como expressar o experimentado e vivido, essa mescla de emoções que te levam a sentir-se em um sonho, a percepção de irrealidade e de estranheza, me fizeram recordar um sentimento familiar, já vivido por mim anteriormente...outra vez a sensação de viver em um sonho, a percepção de que todo o vivido é um pesadelo, não pode ser outra coisa; ou a negação, o pensamento de que não pode ser tão grave, que provavelmente tudo acabe em nada, em um susto, o pensamento de que talvez este "bicho" mau não seja tão mau, experimenta que o mundo mudou e, claro que sim, mudou, perdemos a rotina, a normalidade, nossa vida deu sofreu uma reviravolta inesperada, totalmente insuspeitada, parece que o vivido é mais um típico filme de ficção científica, não pode estar acontecendo, não pode ser real...e toda esta experiência e estes pensamentos ressonam em meu interior como já vivi, me sinto diferente, sinto que toda uma sociedade se tornou vulnerável, e com ela, eu, que sou uma mais, sou parte dela.

A sociedade do bem estar, dos prazeres e do consumo, a sociedade da liberdade e do progresso tecnológico, a sociedade que conquista o espaço, a sociedade das grandes descobertas e grandes avanços científicos, a sociedade em que o homem se sente muito bem, com certa percepção de grandeza, o Homo Sapiens, topo da evolução, o rei de todas as espécies, no topo, dominando o mundo natural, ou ao menos era o que pensávamos ou sentíamos. Nem tudo o que vivi fez com que me sentisse pequena, vulnerável, indefesa, privada de objetivos e metas, a verdadeira luz é aquela que te faz brilhar e compreender, sabedoria que te revela todo questionador e toda inquieto. Queremos saber aonde vamos, queremos entender o por quê da existência, queremos ver luz e esperança frente a todo vento que venha adverso. O homem... será que o homem errou o caminho, escapou de suas mãos tantos avanços tecnológicos, a curiosidade pelo saber, a corrida do conhecimento o levou a explorar mundos proibidos e a ultrapassar os limites que o mundo natural impõe, este vírus, micro-vírus, que não se vê, mas está. Será consequência da maldade do ser humano?, ou, Atingiu?, Era previsível? Depois que a evolução atinge a involução do ser humano, seu destino é sucumbir vítima de si mesmo?

O grande Homo Sapiens acredita ser dono do que não é seu, não é capaz de respeitar os limites impostos pela natureza, não sabe cuidar dessa natureza que nos nutre, nos dá oxigênio, nos dá beleza, nos põe em contato com a transcendência. O homem quis deixar o lugar que lhe corresponde, o homo sapiens, homo inteligente, para que serviu sua inteligência?

Um microrganismo visível somente com lentes de aumento e de alta resolução, desestabilizou toda a humanidade e, e com isso, o próprio sentido da existência é questionado..., o homem na busca pelo sentido, querendo entender o absurdo da COVID-19.

Os esquemas foram quebrados, o que estamos vivendo se escapa de toda a lógica e de todo o entendimento, o homem se pergunta, quer entender, quer saber, quer compreender, mas não existe um esquema mental que encontre sentido em um acontecimento que parece um devaneio, ou será que vivemos apenas um sonho?

Toda uma sociedade, a humanidade inteira, está experimentando e sofrendo um evento traumático, a primeira vez que a dureza da vida é mostrada a todos, ninguém se salva, todos estamos vivendo uma tempestade violenta que foi apresentada como um verdadeiro furacão, que te estremece no mais profundo de seu interior, privando-nos em um segundo, de tudo aquilo que nos dava segurança e estabilidade, de repente nos vimos caminhando, como equilibristas, em uma corda bamba e, embaixo, o abismo do absurdo, autêntico ciclone que remove interiores e que questiona nossa escala de valores, tempestade que esvazia homem, tira tudo dele e o deixa sem rumo, diante de um monstro que desconcerta, ameaçador e desconhecido, atinge todos os habitantes deste mundo, presos em um sonho do qual queremos despertar como um pesadelo terrível.

Percebendo a irrealidade, sentindo-se cheio da desrealização, essa percepção que te faz sentir que o mundo que te rodeia mudou; sentindo a despersonalização, ele próprio se experimenta de uma maneira incomum, rara, se sente estranho por dentro; eu, em um mundo de ilusão, um eu que se sente como um eu desconhecido, mudado, diferente; mas tanto no mundo como o eu se vive com um toque de estranheza, algo se percebe no ambiente, a presença de um habitante inesperado, que convida a si mesmo a viver entre nós, seu nome todos sabemos qual é, a COVID-19, que invadiu nossas vidas sem avisar, tática de guerra perfeita para para nos pegar indefesos e vulneráveis.

Dá a sensação de que a vida é encurtada, que já nada é seguro, nada é o que parece, quem diria no começo do ano que íamos estar confinados nas nossas próprias casas ou em um quarto de hospital.

A vida se tornou incerta, perdemos todo o controle, hoje

está aqui e amanhã pode não estar, hoje tenho mãe, amanhã ela pode não estar mais; se vive a tragédia, se sente, a magnitude da tragédia aparece dentro, a morte assombra, quem não pensou na própria morte, quem não temeu por sua família, quem não está se privando dos mais velhos para salvá-los desta dor, intensa, a tragédia; o medo se incrustou dentro de nós.

As estradas vazias, no caminho do trabalho, a M-50 parece o reino dos caminhões, o carro estranho me faz sentir um tanto acompanhada, mas parece um sonho, é como se a humanidade tivesse sido extinta, de maneira repentina, o certo é que não voltará a ser o que era, temos que nos preparar para uma nova tormenta, tormenta que anuncia a chegada de uma nova era, uma mudança de vida, de hábitos e costumes, uma mudança na maneira de nos relacionarmos.

Tudo parece pensar que o mundo vai chegar à autêntica transformação digital, os computadores, as telecomunicações, a realidade virtual, a inteligência artificial, imune a qualquer microrganismo, vai desbancar o Homo Sapiens, uma nova era em que o homem perde seu reinado, parece que os circuitos, a fiação, os códigos numéricos...todo este mundo inteligente, artificial, mas inteligente, poderia mudar cada lar, cada centro de trabalho, cada instituição educativa.

Os cuidados de saúde, serão salvos do coronavírus, mas o Homo Sapiens terá que se adaptar ao domínio de esses novos seres, que não têm corpo para sucumbir por um microrganismo, mas tem sim inteligência, uma grande infinidade de aplicativos e possibilidades, como em Matrix. Poderíamos chegar a nos convertermos em puro cabeamento por esse desejo de recuperar a posição perdida? Reinar novamente e se adaptar à nova era ou sucumbir, o Homo Sapiens quer reconquistar o topo.

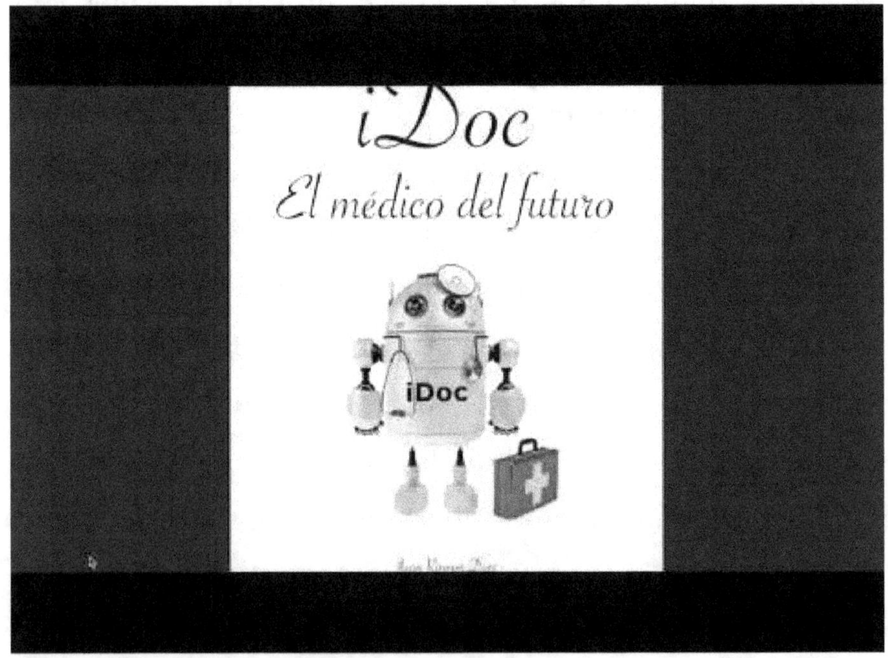

Clique neste link e te imaginará como poderia ser o médico do futuro https://youtu.be/HfVeUNHAD44

Cada um de nós estamos sendo protagonistas de um momento histórico, desses em que acontece uma ruptura radical depois de uma crise que põe em perigo os alicerces de toda uma sociedade, de toda a humanidade.

Nunca havíamos vivido o fechamento dos colégios, a paralisação das grandes potências, nunca havíamos vivido nada que chegasse a afetar a todos, até o ponto de entrar em nossos lares, em nosso presente, em cada instante, em cada conversa, em cada pensamento.

Está totalmente imerso em nossa atividade de trabalho, respiramos COVID-19, sim se pode chamar respirar, porque a COVID-19 também nos tira esse oxigênio que nos dá vida, experimentando o fluxo da vida em condições normais, o fluir da vida que respira liberdade e controle no curso dos acontecimentos.

Parece que a vida pede ao homem uma mudança de etapa, novas bases sobre as quais ancorar uma sociedade inteira, que será sociedade nova, sociedade que pede mudança e adaptação a uma nova realidade.

Somos uma sociedade marcada pela adversidade, deixamos de ser a sociedade do bem-estar, para sermos especialistas em dor e sofrimento, sabemos o que é experimentar o medo e como, a própria vida, se experimenta desamparo, perda de controle e impotência, ante uma

COVID-19 que intimida toda uma sociedade.

Um microrganismo minúsculo está removendo, sacudindo as fundações, de toda a humanidade, nada vai voltar a ser o que era, para o bem ou para o mal, a própria sociedade experimentará em suas próprias entranhas o que é a Resiliência, aquela realidade que dá sentido, que te enche de ilusões e te dá a capacidade para levantar-se de novo, quantas vezes forem necessárias, tantas vezes nos levantamos e abrimos nossas asas para recuperar a vida, essa vida que a COVID-19 arrebatou toda a tranquilidade, levou toda a segurança, toda a capacidade de controle, nos inundou de inquietude e nervosismo, desconcerto, incredulidade, surpresa, intranquilidade.

Sinto tudo o que penso e escrevo. Quando você percebe esta sensação de que sua vida foi encurtada, esta sensação de estar em um sonho que quer despertar, essa sensação de estranheza, a despersonalização; o querer saber e entender o que está acontecendo, o não querer ver e negar a adversidade que está acontecendo, é o típico quadro emocional que se dá quando uma adversidade de grandes dimensiones fixa o olhar em você e te faz sentir incapaz de afrontar, percepção da velocidade do caminho conforme sua vida passa lentamente, sem esquema mental que ajude a parar e pensar em viver a estranheza de um mundo que não pode ser real, mas que é real.

Está acontecendo, está aqui, estamos vivendo, mas não existe precedente, não existe experiência similar que nos ajude a assimilar, digerir tanta tragédia, tanta dor, em meio à perda da normalidade, o dia a dia quando acontece em ordem. Quando voltará o sentimento de segurança de toda uma sociedade? Quando eu mesma poderei me sentir segura? Quando superarei essa sensação de estar imersa em um sonho? E me parece familiar, muito familiar esta experiência, tremendamente conhecida.

Eu já vivi isso antes, mas era uma tragédia que só afetava a mim, não toda a humanidade, era algo que a morte não alcança, aqui a perda de entes queridos impacta em cheio, eu experimentei essa mistura de surpresa com o inesperado, estranheza por ser difícil de assimilar e digerir, vivi a perda da segurança, a perda de controle, a indefensabilidade, quando, há quatro anos, fui diagnosticada com Parkinson.

Algo que é como uma gota de óleo que entra em seu cérebro, e que pouco a pouco vai impregnando em sua totalidade, matando sua vida, assim como seria ser saudável, sem saber como, nem quando, nem tempo, nem prazos.

Algo também entrou no meu cérebro, ameaçando infectar

todo o tecido nervoso saudável, como se meu cérebro fosse outro mundo, em outra dimensão, um verdadeiro mundo complexo que me faz ser o que sou, lá onde eu me sinto e experimento, é como viver com continuidade de identidade, esse órgão sede da inteligência, cabeamento nervoso, ameaçado por um Parkinson, não é o COVID-19, mas aí está, assombrando meu cérebro, ameaçador e, agora se soma outra realidade, que supera em gravidade pela sua repercussão para todo ser humano, que ameaça trazer a foice a cada lar.

Nunca pensei que poderia viver uma tragédia maior que um diagnóstico de Parkinson, essas emoções que sinto, eu já as vivi, mas como fiz então, me levanto, abro minhas asas e começo a voar sobre todas as adversidades, ainda que tudo sejam relâmpagos e trovões, rajadas e tempestades, Eu voo alto, muito alto, para me elevar acima de toda tempestade e toda tempestade, buscando trilhas, buscando um caminho de felicidade, para outras águias que alçam voo, coroando picos, tomando conta das ondas da vida.

Vejo muita gente na crista da onda, como autênticos campeões, controlando esse vento contrário, levando-o para sair na trilha, com força, carregados de forças fortalecidas pela adversidade, nossos profissionais de saúde, meus colegas todos, que como verdadeiros bravos, vivem o drama todos os dias em seus hospitais, veem o que nós não vemos, na linha de frente a tragédia atinge seus corações, com os EPIs que salvam suas vidas, mas não os protege do impacto emocional de ver tantas pessoas morrerem massivamente, de todas as idades, aqueles que ainda não tiveram que deixar este mundo, na solidão...verdadeiro drama, a vida em toda sua dureza.

O EPI não protege do sofrimento psicológico, essa rotina diária de se expor à tragédia, a tragédia se converte na rotina de cada dia, não pode haver maior impacto emocional que a re-experimentação do trauma repetidamente, isto não é normal, não é a rotina, porque cada dia se vive o impacto da tragédia que dói onde já existe uma ferida, ferida que vai se tornando mais profunda se não encontra cura e descanso, o EPI não protege de semelhante drama.

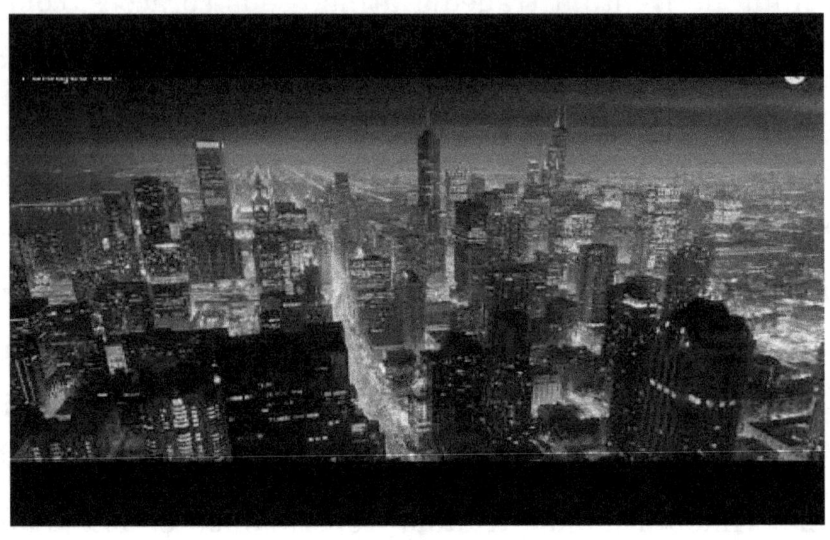

https://youtu.be/Aj9ke0FMHPw4

Todo o vivido, coloca o ser humano diante das questões da existência, a pergunta para o absurdo, o por que estamos existindo aqui?, por que este mundo existe?, por que existe o sofrimento?, o ser humano grita POR QUE?

Dúvidas e questões que nos levam a reflexão mais profunda na busca de respostas, para o significado da existência.

Questões que buscam respostas desesperadamente, a

busca do sentido em meio a tragédia, agora outra tragédia está chegando, uma nova onda, a daqueles que experimentam o vazio existencial, daqueles para quem a falta de sentido invade a alma, e quando a dureza da batalha dá uma trégua, uma nova tempestade aparecerá, a tempestade interior de quem se desespera por fugir da falta de sentido, da asfixia do vazio existencial, da autêntica privação daquele ar que dá vida.

Depois de enfrentar a tragédia, outra tragédia se aproxima e ameaça, o ser humano cansado do sofrimento e que não consegue curar a ferida do drama da existência, quando a tragédia permeia o eu, deixando-o em uma condição de desamparo que leva à ausência do caminho e à experimentação da falta de sentido.

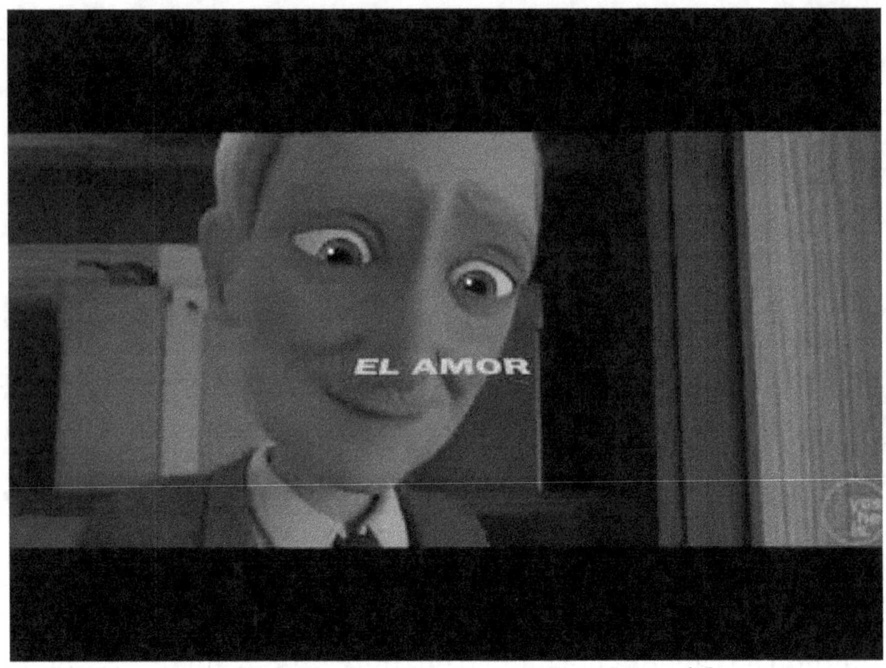

Clique neste link dedicado ao serviço de saúde no campo de batalha, na linha de frente da guerra.

https://youtu.be/WQDXGPatq6c

A Neuropsicologia em tempos de COVID-19

Como falar da Neuropsicologia em tempos de coronavírus, como falar do impacto das emoções, como expressar com palavras como se vive o ambiente rarefeito que atinge em cheio o coração de um hospital de reabilitação, coração feito de todos os seus membros, desde os profissionais, até os pacientes, familiares, todo o pessoal que trabalha em um hospital cada um em suas funções, como colocar em palavras o que foi vivido por mim, como Psicóloga Clínica e Neuropsicóloga do Hospital Nacional de Paraplégicos. Como pintar um quadro do dia a dia em meu hospital e, com foco na intervenção neuropsicológica em tempos de COVID-19.

A primeira coisa que penso é nesse coquetel de experiências e emoções vividas, respirei de novo o ambiente rarefeito, mas, ao mesmo tempo, um sentimento especial, esse que você sente no ambiente e que te faz experimentar uma grande família, em momentos de adversidade se percebe uma união maior, há espaço para demonstrações de afeto e cuidado mútuo.

Se vive o clima rarefeito e, esse algo especial, especial para positivo, parece que ante a adversidade damos o melhor de nós mesmos e as mudanças acontecem, ao menos no meu caso e, entre meus companheiros, pude perceber esta realidade, todos se observando, vendo que à medida que os dias de maior risco passavam, permanecíamos saudáveis e inteiros, assim como nossas famílias e nossos pacientes.

Em meu hospital as coisas foram bem-feitas, para zelar pela segurança de nossos pacientes admitidos e pela de todos os profissionais, a UTI foi cedida aos pacientes com Coronavírus do Hospital Virgen de la Salud, profissionais de medicina interna do meu hospital foram ajudar na UTI, se estabeleceu uma divisão, três espaços separados para evitar a propagação da COVID-19 entre nossos pacientes saudáveis, os profissionais da UTI entravam por uma porta, a de entrada das urgências da UTI, os profissionais de Paraplégicos pela entrada central, e os pesquisadores pelo acesso ao edifício de pesquisa, os três ambientes estavam separados entre si por fechamentos de corredores que impediam que alguém descuidado entrasse na área que não era segura.

Foram restritas as atividades assistenciais para as estritamente necessárias, todos os tipos de atividade contraindicada foram encerrados para conter a propagação da COVID-19, a academia foi fechada, que foi uma batalha difícil para os pacientes, que experimentaram essa crise como uma interrupção forçada de sua reabilitação, tão desejada por eles, porque implica perder um tempo vital, aquele em que a recuperação ocorre, quando há esforço e vontade por parte do paciente.

Que situação difícil eles passaram, ao ser pacientes cheios dessa vontade, dispostos a todo esforço pela sua recuperação, mas confinados em suas casas, sem poder sair, vendo os dias passarem com uma redução drástica nos tratamentos de reabilitação e atividades de saúde, privados da visita de seus familiares, como é lógico, cada qual isolado em seus domicílios, podemos imaginar ou, talvez nem sequer possamos ter uma ideia da dureza da situação.

Como falar da intervenção neuropsicológica? Você poderia pensar que poderia ter sido uma atividade dispensável, na verdade os pedidos de estudos neuropsicológicos foram reduzidos ao máximo por parte dos meus colegas da Neurologia e, por parte dos próprios reabilitadores, ainda assim, continuou a ser uma intervenção especializada por demanda, razão pela qual houve apenas uma redução, ousaria dizer, de 30% na atividade de saúde.

Não ocorre o mesmo com o pedido de intervenção do Psicólogo Clínico como tal, para a intervenção psicológica, como é lógico, a demanda foi maior por parte, não só dos pacientes, mas também de seus familiares, com os quais foi realizado acompanhamento psicológico por telefone, pela situação de confinamento, e foi realizado intervenção de apoio e acompanhamento dos profissionais de saúde, os mais afetados, em todos os níveis, pela ameaça COVID-19.

Em momentos de grande carga emocional, a intervenção neuropsicológica, também intervem, dando maior prioridade, à atenção do estado emocional dos pacientes.

Ao ser uma atividade estruturada, que foi realizada em corredores e quartos, ao ser uma atenção intensiva e diária quando é feito um estudo neuropsicológico, os pacientes se sentem mais atendidos pelo profissional e, geralmente há um aumento do estado de ânimo.

Retomando as medidas adotadas pelo meu hospital para garantir a segurança de todos, não foram admitidos novas admissões com COVID-19, o que foi vital para prevenir o contágio massivo.

Chegaram a ter pacientes COVID-19 em um de seus andares, permanecendo o restante livres da COVID-19, o que contribuiu para que o paciente se sentisse em um ambiente seguro e sem temer o contágio. Porém, com máscaras e evitando o contato de uns com os outros em todo momento, medidas que foram rapidamente entendidas entre nossos pacientes admitidos.

Apesar de fazer as coisas bem desde o princípio, a

sensação de ambiente rarefeito continuava, pelo paciente se encontrar nesse estado de confinamento e sem suas famílias, com o temor da ameaça da COVID-19, tanto para eles como para suas próprias famílias.

Se percebeu também um maior grau de afeto entre os profissionais, importando-nos mais que o habitual uns pelos outros, ajudando-nos mutuamente no que podíamos, todos unidos por uma frente comum, a derrota do coronavírus e salvar a saúde de todo um hospital.

O hospital, essa cidade..., formada por todos os que trabalhamos nela, cada profissional em sua função, com seu trabalho de cada dia, trabalhando coordenadamente, com uma meta comum, a reabilitação integral de cada paciente que é admitido em nosso hospital e, agora, além de proteger seu estado de saúde, o de todo um hospital com todos seus membros, de uma ameaça grave que se esconde na forma de medo e pavor, que também se percebe no ambiente, o coronavírus, esperando para mostrar sua virulência, ao menor fracasso. Muitos colegas caíram, passaram a COVID-19, mas muitos outros, por agora nos livramos da situação de tanto risco de contágio.

O hospital tem uma norma de funcionamento, um marco estrutural que põe ordem em toda atividade, para que tudo funcione em plena capacidade.

Para ter uma ideia de como é este trabalho especializado, no meu caso, em uma Unidade de Saúde Mental, em condições normais e, o trabalho flui com sua variedade de intervenções especializadas, para que tenha uma ideia clique neste link, e também conhecerá como se integra a intervenção neuropsicológica dentro deste campo de ação que é a Saúde Mental.

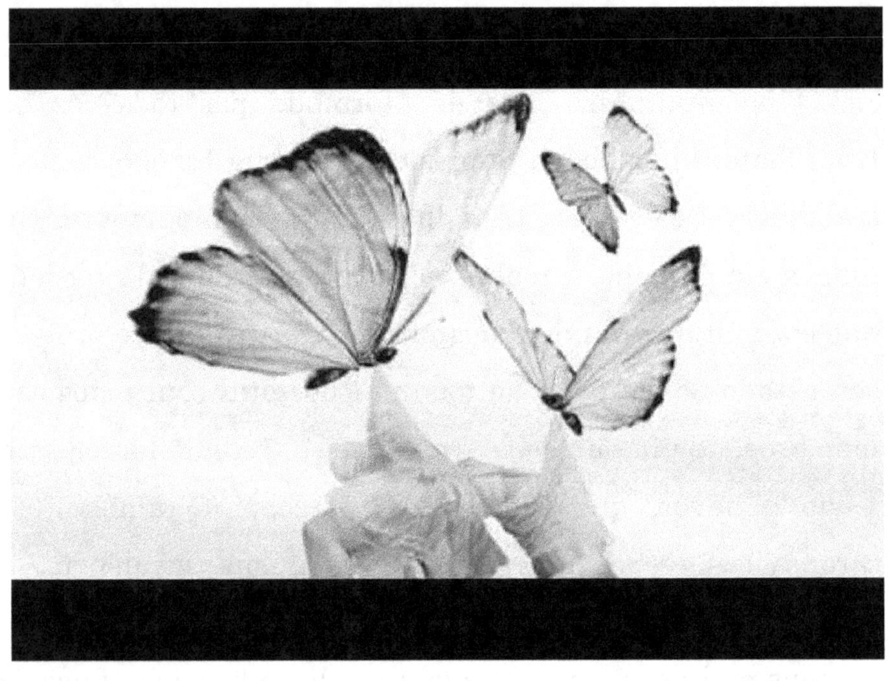

https://youtu.be/JwC1ylO56SA

Se você escutou, já tem uma ideia de como é o dia a dia

em nossa Unidade, onde tudo está estruturado, existem intervenções definidas, sabemos o que fazer e como, para quais pacientes, em que momento; o profissional tem uma estrutura estabelecida, uma estrutura especializada para enquadrar sua atividade de saúde, existem rotinas que dão segurança e permitem o trabalho diário em condições de normalidade.

Quando esta ameaça não existia, era vivido todos os dias, como de costume, a agitação de um hospital, esse ir e vir de profissionais, pacientes, familiares que se cruzam pelos corredores, que param, se perguntam, querem começar uma conversa, sanar dúvidas, compartilhar emoções ou pedir apoio, intervenções de corredor que, muitas vezes são a antessala ou, ainda complemento, das intervenções mais regulamentadas e estruturadas de um escritório.

Nesta cidade de inter-relações, cidade onde flui a comunicação de mil maneiras, as atividades de coordenação entre profissionais, reuniões de andares, sessões clínicas generais, sessões de formação, inter-consultas, supervisão e formação de residentes, Intercâmbio de atividades de formação entre profissionais de diferentes hospitais, troca de experiências.

Toda uma cidade onde se dá o autêntico fluir da

comunicação, que é como a seiva da planta que alimenta e dá vida, essa comunicação que é a própria vida, a seiva de um hospital, que permite seu crescimento e transformação, porque a comunicação flui em todas as direções e em todos os níveis, o hospital, essa cidade que é corpo composto de cada pessoa que nele habita, seja paciente, familiar ou profissional.

Em plena normalidade, no acontecer do ordinário, algo novo é percebido, sentido, ficamos em estado de alerta, como a águia que espera a tempestade, mas a tempestade aparece de repente, se apresenta, irrompe em cheio na normalidade , no acontecer diário da sua atividade, "algo" que põe em perigo a própria vida do hospital, essa seiva que é essa rede de relações mútuas e mutuamente partilhadas, que permite trabalhar com um objetivo comum e com a máxima eficácia..

Surpreendentemente, quão vulnerável é um hospital, e toda uma sociedade, que um microrganismo microscópico pode desestabilizar a nível mundial o homo sapiens, esse ser inteligente, que acreditava ser invulnerável, que se achava dono e senhor de todo acontecer, o grande homem se deixa quebrar por um minúsculo inimigo, mas com o poder de entrar na normalidade, no cotidiano, de toda uma sociedade, de várias gerações.

Crianças sem escola que perdem a relação necessária

com seus iguais para crescer em inteligência emocional, o adulto isolado, confinado em casa com o teletrabalho, o idoso isolado como ilhas, fugindo daquele vírus mortal, à custa de não ver os filhos e netos, um hospital não poderia ser diferente, outra cidade em que cada quarto é esse lugar em que o paciente fica confinado, privado da visita de familiares, privado das atividades que acontecem fora do quarto de um hospital (em um hospital de reabilitação todas), sem ir ao ginásio ou qualquer outra atividade de reabilitação.

Um visitante inesperado invade o hospital que repito, leva tudo, devasta tudo, obrigando um hospital inteiro com cada habitante que o compõe, a uma transformação radical, tantas comunicações partilhadas e que acontecem em plena atividade de cuidado, esse ir e vir de pacientes, esse ir e vir de familiares, que sobe e desce, vai e vem.

No alvoroço da cafeteria, pacientes que iniciam seu ritmo de atividades em busca de sua recuperação, tão desejada, tão procurada, tão necessitados de vivenciar os progressos e avanços de sua reabilitação.

A academia, as sessões de terapia ocupacional, os tratamentos especializados como a eletroestimulação, o Lokomat, as subidas e a descidas das rampas.

As saídas e encontros de pacientes na entrada principal do hospital, pacientes que formam grupos ao ar livre ou nos corredores do hospital, experiências compartilhadas, toda uma cidade em movimento, de repente, se para. Tudo para.

Já não flui a comunicação entre os membros deste corpo chamado hospital, apenas uma palavra é sentida e vivida, com grande carga emocional, palavra que desencadeia reações de desamparo, incerteza, medo, flui todo tipo de emoções, todo um hospital, experiências, percebe plenamente a intrusão do coronavírus, que se infiltrou nas emoções de cada um, sentimento de estranheza, de irrealidade, a vida se encurta, ao mesmo tempo que não se vê o fim desse pesadelo, esse sonho de que esperamos acordar.

Como Neuropsicóloga do hospital de Paraplégicos acho difícil colocar em palavras uma realidade que é percebida e sentida no ambiente, este visitante inesperado mudou nossa maneira de trabalhar e, o próprio sentir. Você pode ter uma ideia do que representa o surto da COVID-19 no trabalho do dia a dia de um Neuropsicólogo em seu hospital, como a COVID19 irrompe levando tudo, literalmente tudo, o que o Neuropsicólogo faz em uma situação de normalidade, terá que fazer uma mudança radical na forma de intervir.

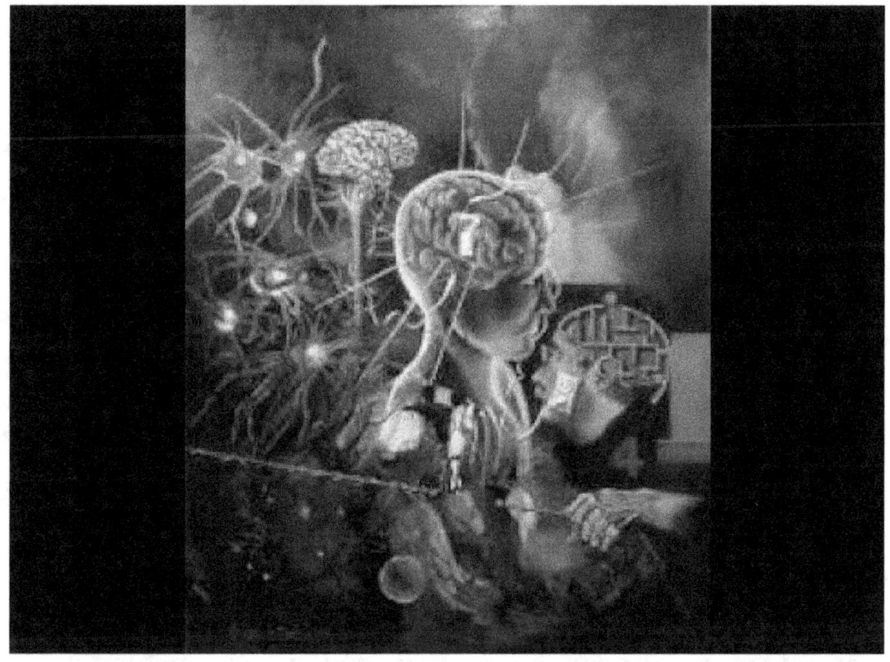

Clique aqui para ter uma base de comparação entre o antes e o depois da Intervenção Neuropsicológica no Hospital Nacional de Paraplégicos.

https://youtu.be/KXZOQ-j95sc

O link, te permite comparar a intervenção neuropsicológica que se mostra, em condições de normalidade, com a do efeito COVID-19, que estamos vivendo agora, depois de que a COVID-19 passou, como uma tempestade que assola, um verdadeiro vendaval que varre tudo em seu caminho.

Os pacientes candidatos a precisar deste tipo de intervenção são aqueles em que além de uma Lesão Medular aparece associado um Traumatismo Cranioencefálico, quando isto ocorre é necessária a avaliação imediata dos processos cognitivos danificados, a fim de reabilitar e estimular as capacidades afetadas e intervir nas alterações comportamentais e emocionais que possam surgir como consequência do dano neurológico.

Os pacientes com idade avançada geralmente necessitam avaliação e intervenção neuropsicológica. É frequente que durante o período de hospitalização se queixem de perda de memória, o que apareça um Deficit Cognitivo que anteriormente passava desapercebido.

A avaliação neuropsicológica é realizada com vista, não só a realizar um diagnóstico neuropsicológico, mas também a conceber um programa de intervenção adaptado ao perfil neuropsicológico obtido. Em condições de normalidade se trabalha com o formato em grupo, como complemento da intervenção individual. São grupos de Estimulação Cognitiva, no qual todos os processos cognitivos envolvidos no bom funcionamento mental são reforçados, toda a esfera emocional também é trabalhada e estimulada, que é a base da felicidade e da satisfação com a vida, que afeta a saúde do cérebro.

Toda intervenção neuropsicológica deve abranger a pessoa como um todo, não podemos reforçar a capacidade cognitiva sem alimentar as necessidades afetivos emocionais, que são a base, o fundamento sobre o qual se assentam as inteligências múltiplas.

Em condições normais, é realizada uma avaliação minuciosa de cada paciente, em várias sessões, com a finalidade de ter todas as informações que permitam desenhar um programa de reabilitação cognitiva individualizado e completo.

O cérebro necessita atividade e estimulação para favorecer sua recuperação, para que o programa de intervenção seja mais intensivo e se possa generalizar a outros contextos. Se trabalha paralelamente com a família, se permite sua presença nas sessões de estimulação para favorecer a aprendizagem dos exercícios de estimulação cognitiva, através da explicação e didática dos exercícios de treinamento, também para facilitar, através da modelagem, o aprendizado da prática de cada tarefa. Se tenta estimular a motivação e a atenção, com sessões variadas e com variedade de materiais e recursos.

Na minha experiência como Neuropsicóloga pude

comprovar a enorme importância da atenção às emoções do paciente, passando a ocupar o primeiro plano de toda intervenção neuropsicológica.

Primeiro atender e "ver" a pessoa a sua frente, se você se concentrar apenas na aplicação de testes, no planejamento e no desenho de sessões de ginástica mental, não desenvolverá um cérebro em todo o seu potencial, porque a parte real que pensa, é a parte que sente, o sentimento é o que mobiliza e move a pessoa, é o que revoluciona a neuroquímica cerebral na busca pela reparação dos danos neurológicos, todo o organismo se fortalece e o cérebro, como mais um órgão, se beneficia dessa onda de saúde em todo um organismo que experimenta, sente e vive a empatia, a escuta, o afeto de um

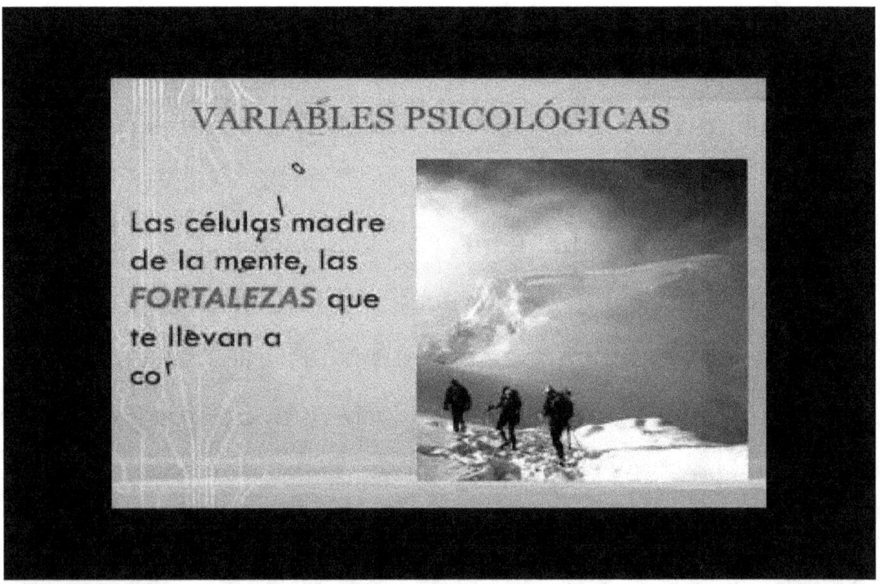

profissional que cuida dele e o faz sentir-se digno dos

melhores cuidados.

https://youtu.be/gilha5pEU9s

Se o profissional da neuropsicologia é capaz de infundir fé, entusiasmo, motivação, está presenteando seu paciente com um cérebro feliz, carregado de neurotransmissores da felicidade, prazer e amor.

Ao ser consciente da importância da dimensão emocional, na intervenção neuropsicológica se utilizam materiais estimulantes, agradáveis, adaptados aos interesses da pessoa e que sintonizam e estimulam toda a esfera emocional, a música e a cor, passam a ser peças relevantes, que impactam em cheio nas emoções.

Intervenção Neuropsicológica no Hospital Nacional de Paraplégicos depois da COVID-19

Depois da COVID-19 já não é possível realizar avaliações amplas e em várias sessões de avaliação, com instrumentos de avaliação variados, foram abolidas as intervenções no consultório, agora é o profissional que comparece nos quartos, carregado com aqueles testes que são fáceis de carregar nas mãos a manhã toda, porque uma vez em que sobe nos andares, você não desce mais até a hora dos pacientes comerem.

Não se pode usar materiais manipulativos, nem tintas, nem lápis, para a aplicação de testes viso construtivos-manipulativos, que te colocam em contato mais direto com o paciente, o que poderia ser uma via de propagação do vírus, que traz todos os Testes de conteúdo verbal que permitem avaliar todos os processos cognitivos, mas sempre por mediação verbal.

Já não é possível o formato em grupo como via para realizar programas de estimulação cognitiva, ginástica mental, devido à situação de confinamento; não são possíveis as avaliações no consultório, com mesa que facilita a diversidade de materiais, tarefas visoconstructivas já não são viáveis.

Não é possível a intervenção individualizada e intensiva, já que ao se tratarem de avaliações de corredor, são sessões mais curtas e mais protocolares, sendo semelhantes para todos.

Foi convertido em um consultório de aplicação de teste, ao final de um corredor improvisado, que possui grandes janelas com muita luz e com vista para a cidade de Toledo e as idas e vindas de um carro, o que torna o espaço agradável, mas favorece a distração do paciente.

Por ser um corredor, há ruídos, outros pacientes que interrompem e vêm dividir espaço, mas saem logo que são informados da aplicação do teste, mas perdemos o consultório em silêncio e a portas fechadas, e sem distrações.

A distância de segurança, a máscara, faz a situação de avaliação mais fria, mas surpreende que o emocional segue aí, a comunicação não verbal segue presente através de um olhar, um sorriso que é visto nos olhos, a comunicação afetiva busca seu canal, busca saída e segue sendo presente em uma sessão de avaliação.

Em uma situação de confinamento, sem a visita dos familiares, o paciente se sente só; privado das atividades de reabilitação, o dia a dia fica eterno.

Veem na aplicação do teste uma forma de distração, uma

forma de se conhecerem e, percebem, o profissional mais próximo e acessível, que lhes permite abrir portas para a comunicação de emoções e compartilhar experiências.

Se antes o paciente já buscava essa comunicação emocional, depois da COVID-19, o paciente necessita, ainda mais, a atenção e manifestação das emoções, como parte fundamental de cada sessão de avaliação.

É frequente que se veja no paciente um aumento do estado de ânimo ao longo do processo de avaliação neuropsicológica.

Podemos afirmar que a maneira de trabalhar do Neuropsicólogo mudou, como por exemplo, já não é possível envolver a família nas sessões de estimulação cognitiva, não se pode contar com a família como reforço da ginástica mental, mas é complementada com recursos como o YouTube ou a web, onde o paciente tem acesso aos vídeos.

"Learning with emotions", que permite que progrida, sozinho, sem neuropsicólogo ou família; um vídeo que ajudará a aumentar sua autoestima ou poderá estimular sua capacidade cognitiva.

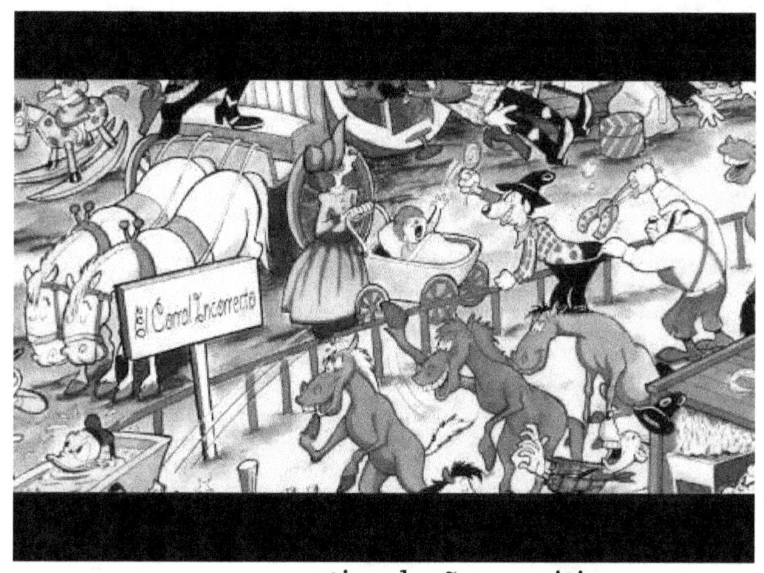

Se clicar nesse link vai acessar um dos vídeos de estimulação cognitiva.

https://youtu.be/3M3qbS7itqA

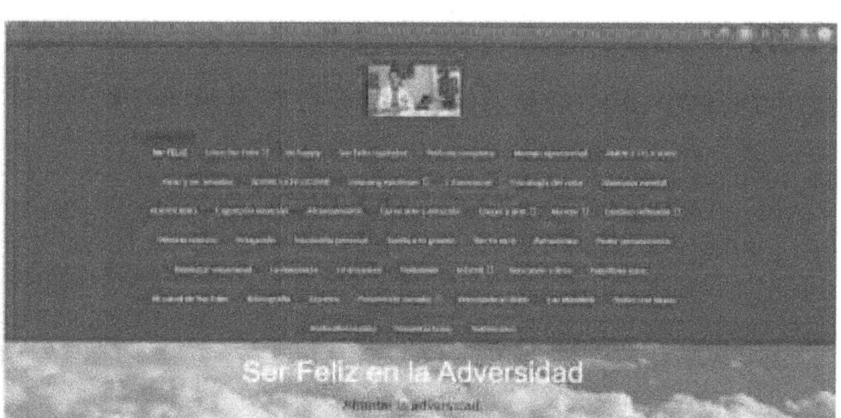

A plataforma de YouTube e a Web www.afrontarladversidad.es tornam-se importantes em tempos de COVID-19..

Não só muda a forma de intervenção do Neuropsicólogo,

mas também muda o perfil do paciente, nos encontramos isolados e sob o impacto emocional da COVID-19, Com grande parte dos recursos de processamento mental, focados na COVID-19, tem "sua mente em outro lugar", com medo, incerteza, desesperança, dúvidas, um coquetel de emoções, nos encontramos um paciente mais vulnerável, portanto, é urgente, necessário, dar maior relevância à atenção, avaliação e intervenção sobre as emoções, pois isso reforçará e desenvolver automaticamente as capacidades intelectuais.

O neuropsicólogo tem que se adaptar a um novo paciente, mais tocado por suas emoções e em plena vivência traumática, uma ameaça global à saúde, com risco de morte, mais sua própria situação pessoal, hospitalizado e com lesão na coluna que o expõe a realidade de dependência física, forçado a aprender a viver do zero.

A vida o obriga a iniciar uma nova etapa, ser uma pessoa vulnerável e uma pessoa que sofre, que precisa de mais empatia e carinho do que subtrair sete por sete, que precisa de uma mão que acaricia uma máscara que esconde o rosto e que, um olhar tenta suprir.

Essa carga emocional do paciente hospitalizado em tempos de coronavírus, como já salientei, faz com que parte dos recursos mentais sejam ocupados na assimilação das emoções e no enfrentamento do medo, de modo que os processos atencionais não funcionem normalmente. nem os processos mentais mais básicos, como os de codificação e registro de informações novas, necessários para o bom funcionamento do sistema de memória, já que são a porta de entrada que permite o desempenho adequado de tantos outros recursos cognitivos, como as capacidades de supervisão, controle, sequenciamento e organização de tarefas, que requerem que as capacidades mentais mais básicas estejam intactas e realizem suas funções em plena capacidade.

Pacientes com sintomatologia mista, transtornos ansiosos depressivos reativos ao estressor COVID-19, estado emocional que interfere no rendimento cognitivo.

Existem pacientes com sintomas que cumprem os critérios para o diagnóstico de transtorno de estresse agudo, que em muitos casos progredirá para transtorno de estresse pós-traumático.

Encontramos pacientes polimedicados, pessoas que tomam várias doses de diferentes medicamentos, para tratar insônia, dor neuropática, espasticidade, que afetarão o nível de concentração e agilidade necessários para manter um bom desempenho nas tarefas de avaliação.

É o mesmo paciente de antes da COVID-19, mas com mais complicações de tipo emocional que podem se manifestar em forma de diversidade de quadros psicopatológicos.

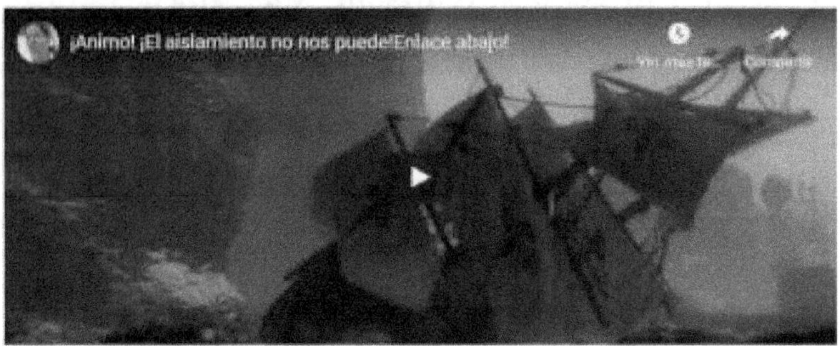

El aislamiento no puede con los pacientes del Hospital Nacional de Parapléjicos

Pacientes dados de alta y usuarios del taller de inteligencia emocional crean un vídeo paran sobrellevar esta situación

Clique no link para ver como os pacientes enviam uma mensagem de incentivo ao isolamento.

https://cadenaser.com/emisora/2020/03/17/ser_toledo/1584438855_529102.html

O Neuropsicólogo se depara com um paciente que se sente solitário e que está sozinho, privado da visita de seus familiares, mais vulnerável, com grande necessidade emocional, privado de atividades de reabilitação que lhe permita experimentar o progresso para a recuperação, o que vive como um freio em sua recuperação, com o lógico efeito negativo em seu estado emocional, entrando em um ciclo de saída difícil. Diante dessa necessidade afetiva, e ao vivenciar o isolamento, sente-se trancado em um quarto de hospital, sob a ameaça da COVID-19, vivenciando o medo e o estranhamento, vivenciando o desamparo, a perda de controle, o tempo é jogado sobre eles por sua lentidão,a monotonia de cada dia, vendo sua recuperação em um estado de pausa.

Toda essa mescla de adversidades faz com que o paciente receba com boa disposição, e até com entusiasmo, cada visita do Neuropsicólogo, vendo em cada sessão de avaliação uma oportunidade de se sentir atendido, se sente cuidado, através da aplicação de alguns testes.

Estar escondido sob máscaras, com o contato frio da tão necessária distância de segurança; Apesar disso, o paciente se apega ao contato afetivo, busca a atenção do profissional e vivência a intervenção neuropsicológica como psicoterapia, psicoterapia autêntica que liberta de distúrbios emocionais.

Em tempos de coronavírus a intervenção nos processos cognitivos funde-se com as necessidades e manifestações emocionais.

As avaliações são mais informais, não se dispõe da privacidade que oferece um consultório com mesa central e a porta fechada, em troca se realiza no final do corredor ou nos quartos, com máscara e distância de segurança, com poucos instrumentos de avaliação.

Pude vivenciar o bem que faz ao paciente a atenção e a intervenção na esfera emocional, um programa de intervenção que nasceu antes do coronavírus, o treinamento cognitivo emocional "Learning with emotions", que embora a palavra "cognitivo" esteja no primeiro lugar, o espírito "Learning with emotions", a atitude deste novo treino é dar prioridade, como o relevante, o fundamental, a base de tudo, é a intervenção nas emoções, por isso o chamo de treino em duas fases.

Em todas as sessões, primeiro se dedica um tempo às emoções, para depois, quando o prazer e a satisfação são vivenciados, com vídeos que desenvolvem a inteligência emocional em todas as suas dimensões, o paciente já está preparado para realizar e progredir nas tarefas mais focadas em processos cognitivos.

Em todas as sessões, primeiro se dedica um tempo às emoções, para depois, quando o prazer e a satisfação são vivenciados, com vídeos que desenvolvem a inteligência emocional em todas as suas dimensões, o paciente já está preparado para realizar e progredir nas tarefas mais focadas em processos cognitivos.

Paciente que veio ao meu consultório trancado dentro de si, com capacidade de entender, entender, mas sem poder falar, se comunicar, todo o corpo paralisado, do pescoço para baixo, você pode imaginar, um ser humano trancado por dentro.

Geralmente tendemos a pensar que o paciente que não fala não descobre e, muitos pacientes com múltiplas patologias, pacientes graves e complicados em todos os níveis, são vítimas do desânimo e do sentimento de desamparo do profissional que os atende, que busca como solução a transferência para outro hospital, que por sua vez verá como solução a transferência para outro hospital ...

O melhor presente que um médico pode dar ao seu paciente é a FÉ, um médico tem que ter FÉ no que faz e na sua capacidade de ajudar o seu paciente, porque toda a realidade é captada, o paciente se encontra como um corpo que é levado de um lugar para o outro, você sente algo ... você sente um corpo que não funciona mais.

Se somarmos um dano cerebral que impede toda comunicação, mais o desespero e desânimo do profissional...

Juanjo foi levado para o meu consultório, ele e eu sozinhos, nos olhamos nos olhos, nos olhos ... a profundidade da comunicação não-verbal que é a última coisa a se perder, a comunicação das emoções, o silêncio na privacidade de um consultório... importante que todo médico tenha esse espaço para ficar sozinho com seu paciente e ouvir ... mesmo que seja só para ouvir a conversa do olhar, ou o médico que escuta e capta as emoções, aí ele está dando saúde e força a um organismo danificado, o afeto, aquele remédio que cura, repara o coração e, com ele, o corpo.

Sozinho com Juanjo, olhares cruzados, pude ouvir seus olhos ... sentir tudo que aquele olhar me transmitia, dor, sofrimento, desespero ...

Juanjo estava pedindo socorro, queria saber o que havia de errado com ele, por que não podia se mover, o que poderia esperar, precisava de informações e de uma boa dose de esperança e entusiasmo, precisava saber ...

Atendi o seu pedido, expliquei tudo que como Neuropsicóloga conhecia de sua situação, tentei passar uma mensagem que deixasse para trás a falta de informação - a perda de controle - a desesperança - a indefesa, tentei mudar para Informação - a percepção de controle - esperança - enfrentamento ativo.

A partir desse dia, sessões diárias, duas vezes ao dia, de manhã cedo e no final do dia (para estimular a memória recente, gravemente danificada), uma das sessões com a presença da esposa, um rosto familiar ajuda o paciente se localizar e lhe dar segurança; e em todas as sessões foram transmitidas motivação, entusiasmo, esperança ...

A intervenção sobre as emoções deu-se na primeira parte das sessões, visto que a lentidão da recuperação e o intenso esforço fizeram com que Juanjo precisasse de uma lembrança constante de "VOCÊ PODE".

Juanjo estava ganhando o jogo da vida, estava ganhando a batalha contra os danos cerebrais e medulares, transmitir-lhe diariamente FÉ em sua capacidade de recuperação fez com que, um paciente pelo qual não se dava nada, conseguir tudo: recuperou sua capacidade para se comunicar, recuperou a linguagem escrita, recuperou a habilidade de desenhar, foi capaz de se retratar, ele foi capaz de caminhar, nadar ...

Depois de três anos, não perdi o contato com Juanjo e sua família me foi informando dos progressos, até sua morte inesperada, COVID-19 mal havia começado.

Com Juanjo, iniciou-se o treinamento "Learning with emotions". Cuidando de toda a esfera emocional, como intervenção chave, a de maior relevância, aquela que facilita o progresso das demais capacidades mentais seja possível, garantindo sempre que a primeira parte de cada sessão estimule diferentes aspectos do que chamamos de Inteligência Emocional, de aquele em que o resto das inteligências tem a sua base, já que a intervenção sobre as emoções, se converte no motor que põe o resto das inteligências para funcionar.

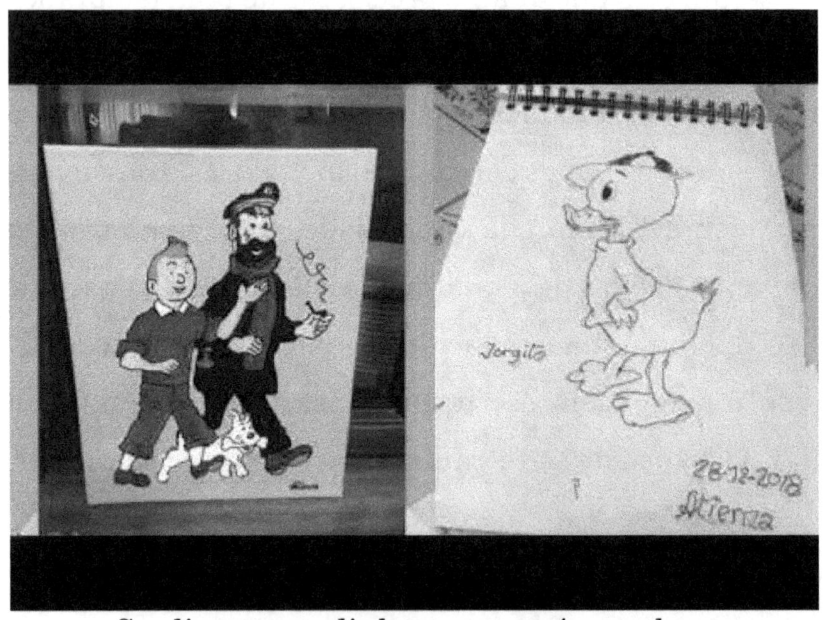

Se clicar neste link encontrará uma homenagem a Juanjo, https://youtu.be/K3vnB8rk5_4

Este treino estimula a pessoa, a essa essência profunda que somos, essa mescla única de emoções e cognições que o constituem, por isso existem materiais, vídeos "Aprender com as emoções" em que, num único vídeo, está estimulando a capacidade intelectual do paciente, enquanto desenvolve a esfera emocional, como exemplo clique neste link:

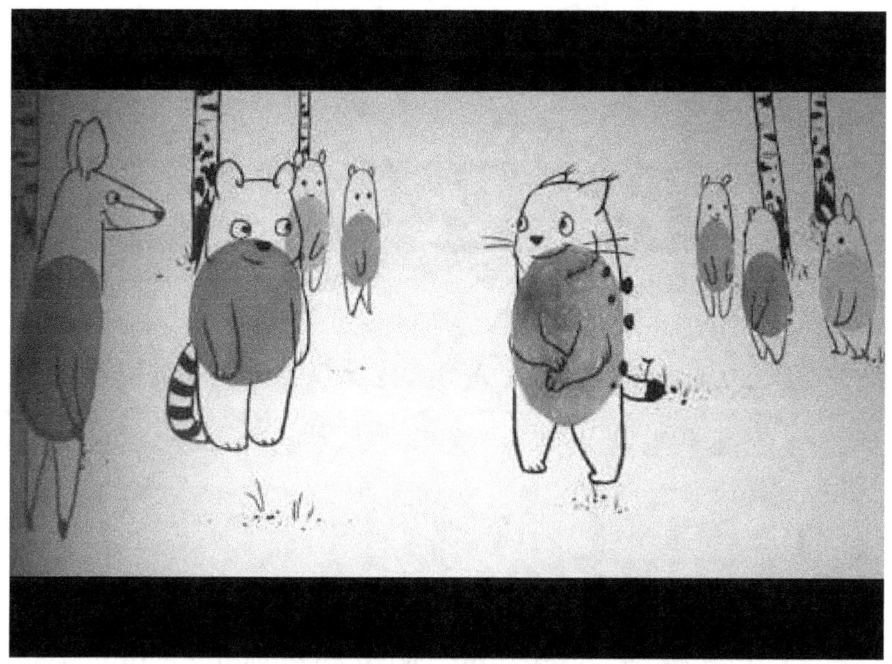

https://youtu.be/oZ40igrHUFA

É um programa fácil de aprender, com instrução mínima, dispensa a presença do neuropsicólogo e com telefone com conexão wi-fi, pode ser acessado.

Dentro deste programa, que nasceu para atender a pessoa em todas as suas dimensões, encontramos um canal no YouTube:

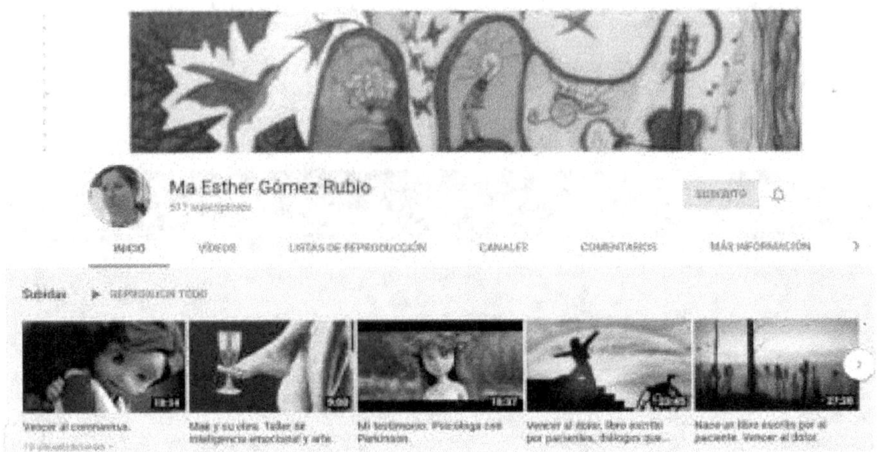

https://www.youtube.com/channel/UCEcLd12WKW_9RI aJOyfHuhg?view_as=subscriber

Na web www.afrontarladversidad.es que é a sede onde fica fisicamente o "Learning With Emotions", que você também encontra em um livro eletrônico

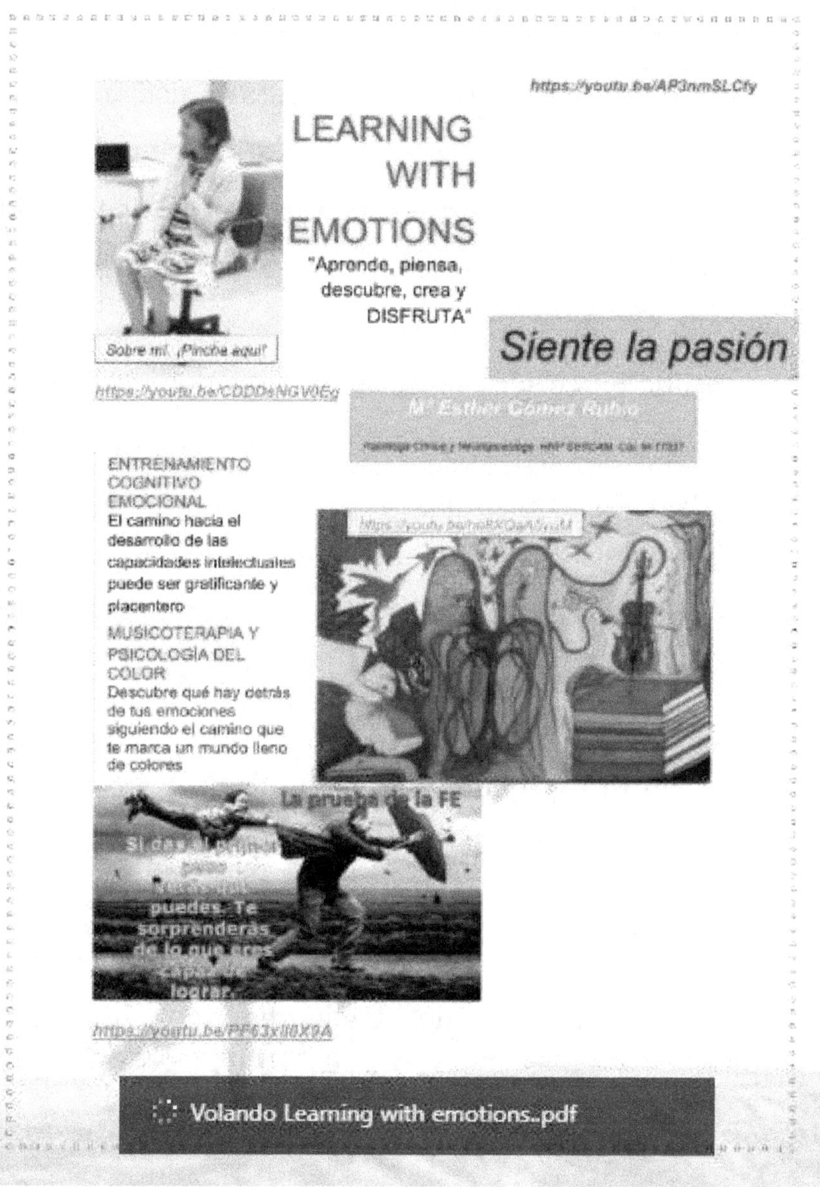

https://1drv.ms/b/s!Aj8oSlSLZm8EgZohOPEDSUvIVsIv3A?e=hcXqXK

Todos os vídeos de Inteligência Emocional, Psicologia da Cor, Inteligência Emocional e Arte, Série Marcor, relaxamento e silêncio interior, bem-estar emocional, a série ser feliz na adversidade, a série reflexões sobre o cérebro, todos os vídeos que permitem a descarga de dopamina , o verdadeiro fundamento do programa, constituem a primeira fase de cada sessão.

A segunda parte são vídeos de ginástica mental ou vídeos que estimulam as duas esferas da pessoa ao mesmo tempo, a série intitulada estimulação cognitiva e, atenção à bibliografia, este treinamento é complementado com material de lápis em papel, livros de treinamento para o desenvolvimento de habilidades mentais, já presentes no mercado.

Clique no link que encontrará ao final deste capítulo e conhecerá o que é LEARNING WITH EMOCIONS.

Perdemos as intervenções em grupo, a ginástica mental de consultório, mas substituímos por novas tecnologias, grupos de WhatsApp de pacientes, ou intervenções individuais por esta via, que permitem a troca de materiais para a intervenção neuropsicológica sem contato direto.

Se perde o feedback da comunicação entre duas pessoas

que se veem e se tocam, mas o COVID-19 chegou com força, invertendo nossa forma de intervir, agora temos que ser Neuropsicólogos que atendem a esfera emocional com distanciamento social. Isso é possível? Não é uma contradição entre tantas outras que afloram quando uma sociedade entra em crise?

Deixo aqui, para que essa reflexão nos leve a melhorar e avançar como profissionais, mas acima de tudo, sem perder o nosso papel, não deixemos de ser pessoas, não deixemos de ser humanos e não tenhamos medo da comunicação afetiva.

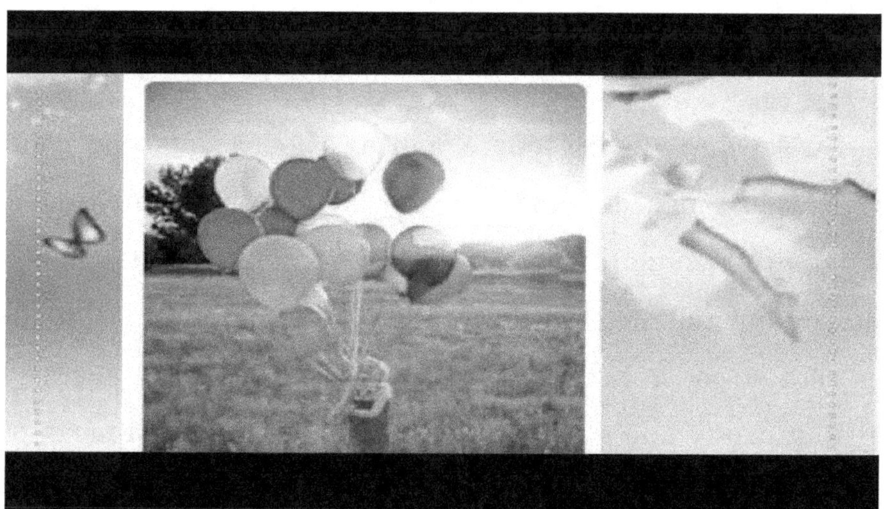

Audio-vídeo livro completo "Learning with emotions"
https://youtu.be/8WqOKzDwyuk

Reflexão final

Quando você se vê vivendo acontecimentos que viram nossa vida de cabeça para baixo, quando a vida vira inesperadamente e te deixa suspenso no vazio, você surpreende a vida e responde com outra virada inesperada, surpreende o futuro dos acontecimentos e se liberta frente ao que vem.

Há uma equação que transformei em um selo próprio, que me define como o que sou, uma PESSOA LIVRE, aconteça o que acontecer na vida. Essa equação que me devolve a liberdade perdida quando chegam ventos adversos ou tempestades indesejadas é esta: " Um mais um não são dois ".

Eu sei que quebro toda a lógica, a lógica que não pode explicar o absurdo; mas o verdadeiro pensamento, a verdadeira racionalidade, é aquela em que um pensamento se torna puramente sentido e, você sente, não pensa, sente ... que está no controle de sua vida.

Ressurge como a Ave Fênix das cinzas e diz a si mesmo, como um impulso do coração "Um mais um não são dois, um mais um será o que eu quiser", é um pensamento que muda, que desperta a pessoa diante da adversidade , e consegue que toda essa força ameaçadora, se converta na força que te impulsiona e o torna mestre de todas as adversidades, sentindo que você recupera o leme do navio da sua vida, mas agora com a violenta tempestade empurrando onde você deseja levar ela, como a águia, que ao sentir a chegada da tempestade reage elevando-se, assume as alturas e transforma a própria adversidade no voo de uma águia que

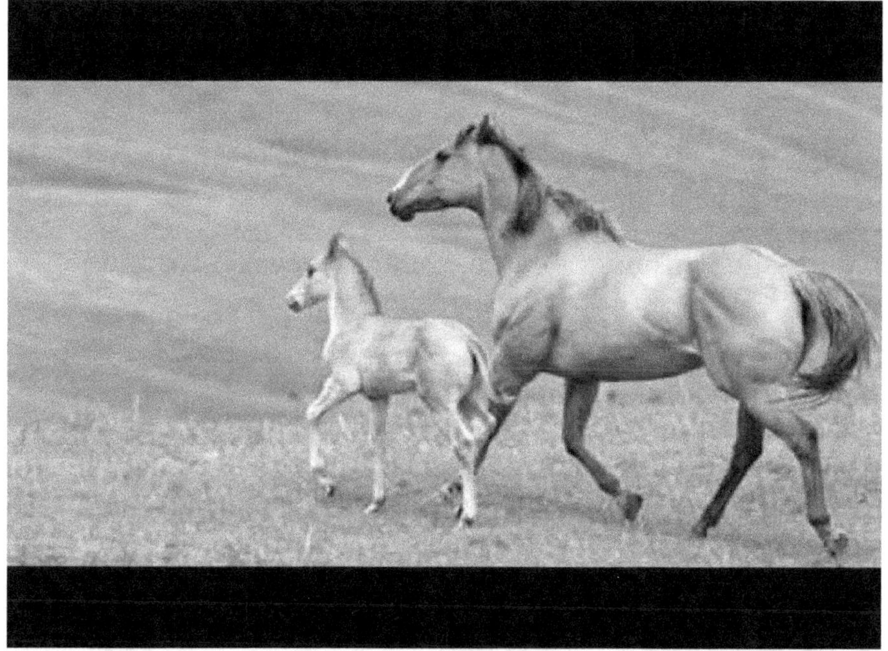

deslumbra como majestade a cada tempestade.

https://youtu.be/URqjKXTqLno

Para que compreenda a minha reflexão final, te encorajo a clicar em dois links, no primeiro descobrirá porque "Um mais um não são dois" e, no segundo, numa aventura de três horas, sentirá, viverá, encontrará o sentido em plena

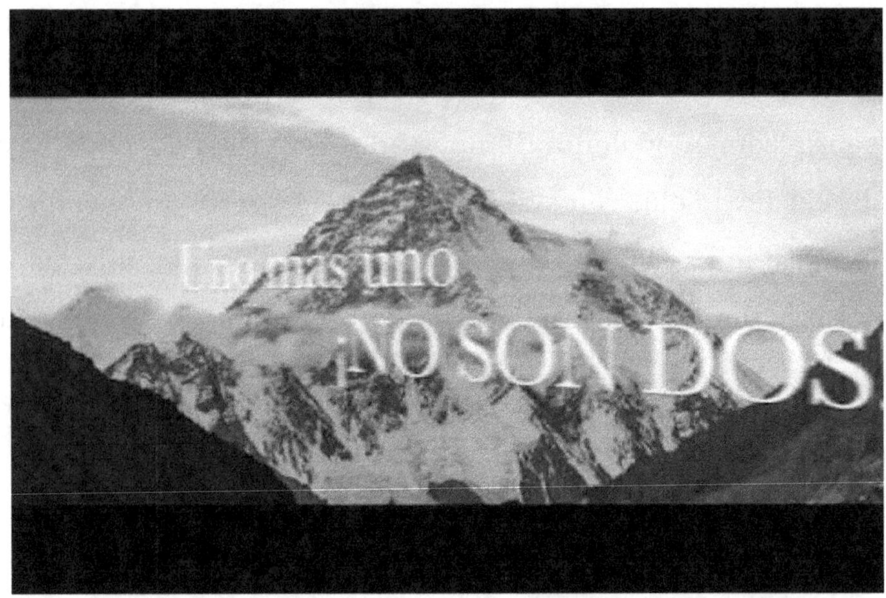

adversidade, entenderá o que é "Ser Feliz na Adversidade".

https://youtu.be/d9qFBIJqtz4

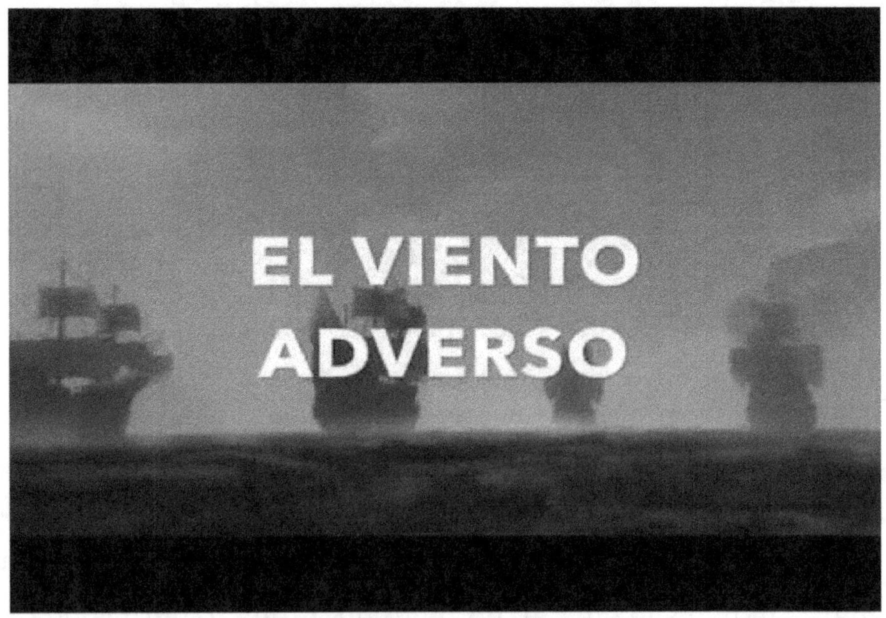

"Um mais um não são dois"

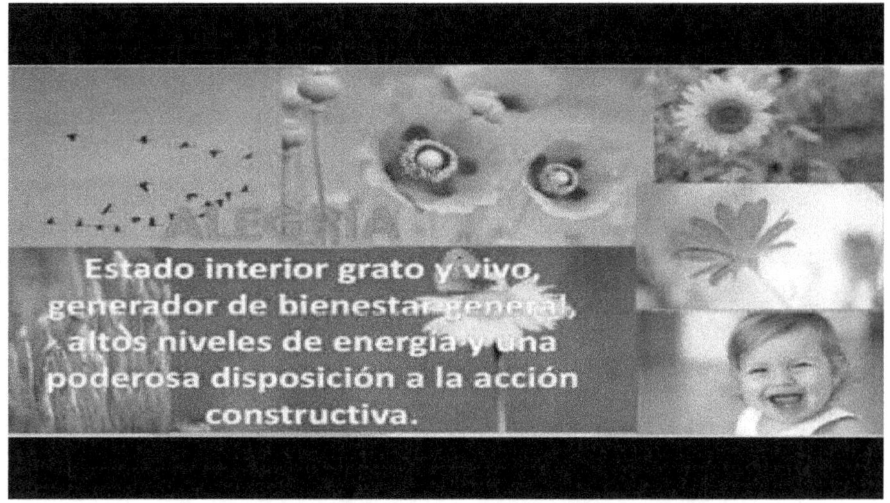

"Ser   Feliz   na   Adversidade"

https://youtu.be/oJd7iWrM7yQ

"Ser Feliz na Adversidade", o filme, que nutre o audio-video livro, encontrará neste link

https://youtu.be/JucQ-M-6Frs

Para conhecer o programa te aconselho que visite este link, tem que clicar em play deste MiniWeb, no menu, para que ganhe vida.

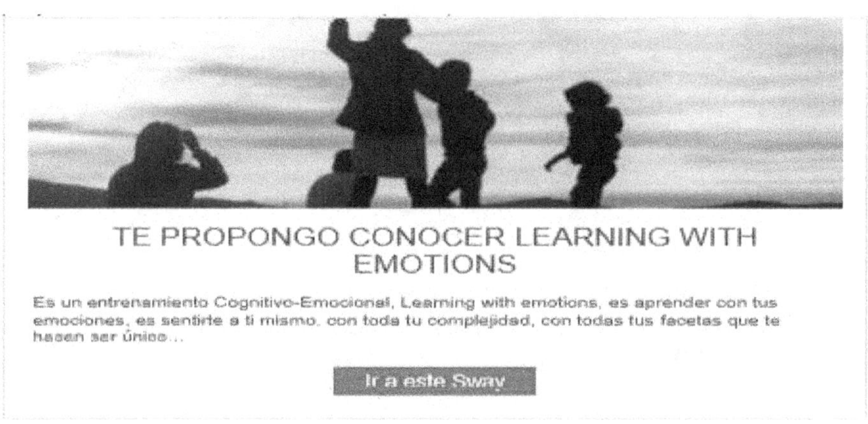

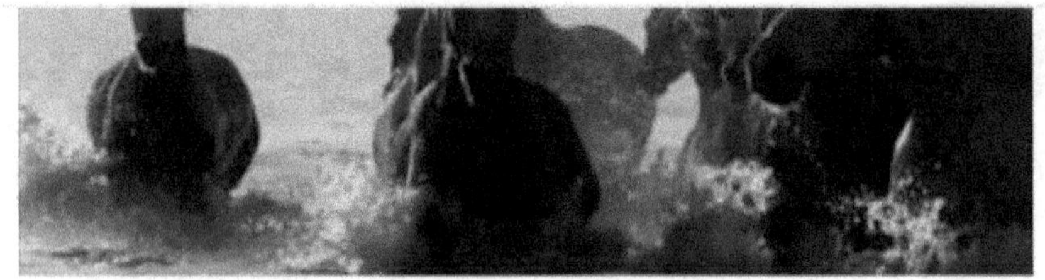

https://sway.office.com/ExyPxoHnsJVAk5rz

https://sway.office.com/cLuirTqgRfHubbX9

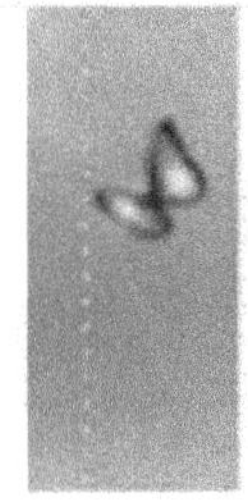
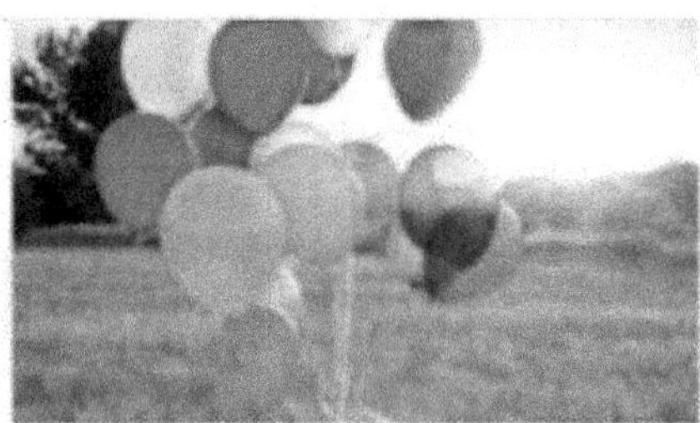
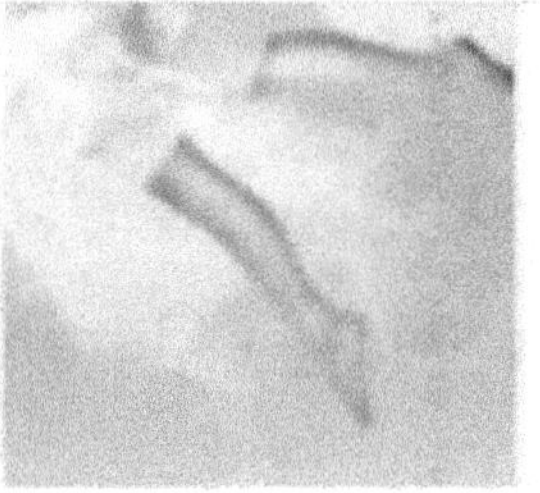

https://sway.office.com/NZxQIlBHZW0WOPVJ

Lista de Ilustrações

Lista de Tweets

@Cardiocritico. (2020). Miguel Ayala Leon en Twitter: "COVID19 mas alla del pulmon: los receptores ECA2 están en muchos órganos no solo pulmonar sino el endotelio vascular. - Observen acumulación de células inflamatorias y mucrtc celular endotelial es una endotelitis por #COVID1. Retrieved 22 May 2020, from Twitter website: https://twitter.com/Cardiocritico/status/1251270709134966784

@CienciaDelCope. (2020). Enrique Coperías en Twitter: "Espectacular imagen tomada con un microscopio electrónico de barrido de partículas del coronavirus SARS-CoV-2 (en rojo) sobre la superficie de una célula en estado de muerte programada (apoptosis) extraída de un paciente con. Retrieved 17 May 2020, from Twitter website: https://twitter.com/CienciaDelCope/status/1261339006064889859

@DrCrissh. (2020). Cristobal N Aguilar en Twitter: "Se inicia la descripción de los mecanismos detrás del 'misterio del coágulo sanguíneo del coronavirus - la complicación mortal del COVID-19'. Las erupciones púrpuras, las piernas hinchadas, los catéteres obstruidos y la mu. Retrieved 13 May 2020, from Twitter website: https://twitter.com/DrCrissh/status/1260338487808548865

@DrRomero_neuro. (2020). Dr Juan Pablo Romero en Twitter: "El fornix (significa arco) es una superautopista que conecta el hipocampo (memoria) con el hipotálamo (hormonas y siautónomo). Es el mecanismo por el que tu "mente" puede influir en tus hormonas y cambiar cómo te sient. Retrieved 25 May 2020, from Twitter website: https://twitter.com/DrRomero_neuro/status/1227833224195432449

@drtorresprado. (2016). Adrián Torres Prado en Twitter: 'Un "brainbow" del hipocampo,área del cerebro donde las neuronas migran para formar nuevos pensamientos y recuerdos. https://t.co/YI3iHpnLZ4' / Twitter. Retrieved 26 May 2020, from Twitter website: https://twitter.com/drtorresprado/status/738255944480522240

@errezam. (2020). ERZ en Twitter: "Basta ver que su coeficiente de encefalización está por debajo de la línea de tendencia, lo que quiere decir que, en promedio en el reino animal, para el tamaño de cuerpo que tienen, los leones tienen un cerebro pequeño. #eltamañosiimport. Retrieved 17 May 2020, from Twitter website: https://twitter.com/errezam/status/125375612408961433 36

@evafersua. (2009). Eva Fernández Suárez en Twitter: "Esta es la imagen del cerebro de un ratón modelado para tener la enfermedad de Alzheimer: en rojo pueden verse las placas tóxicas de proteína amiloide y en marrón los ovillos de proteína tau (marrones). https://t.co/A2OmA. Retrieved 16 May 2020, from Twitter website: https://twitter.com/evafersua/status/1065181761821437 953

@fisicagrel. (2020). La Física del Grel en Twitter: "El efecto Josephson es la base de los SQUIDS (superconducting quantum interference devices), que usamos para medir campos magnéticos muy muy pequeños. Los squids se usan por ejemplo en la magnetoencefalografía, técnica no i. Retrieved 16 May 2020, from Twitter website: https://twitter.com/fisicagrel/status/1081186479731286 017

@gacetamercantil. (2020). Gaceta Mercantil en Twitter: '[Salud] Descubren "interruptor" del dolor en el cerebro que abre el camino a nuevos analgésicos - https://t.co/cVcLE5SAu9 https://t.co/7QyyGmAx9k' / Twitter. Retrieved 25 May 2020, from Twitter website: https://twitter.com/gacetamercantil/status/12631702337 34438912

@interneurona. (2020). INTERNEURONA en Twitter: "En relación al #ACV #ictus, sabemos que en muchos lugares ha ? la consulta entre un 20-40% (algunos estudios ya por publicar) En las últimas semanas hemos sabido de un aumento de casos de jóvenes con oclusión de arterias grandes. Retrieved 22 May 2020, from Twitter website: https://twitter.com/interneurona/status/1257791345973 964800

@IntraMednet. (2019). IntraMed en Twitter: 'La neurotoxicidad del trastorno bipolar: hay pérdida progresiva de la integridad neuronal. https://t.co/9bKzKgfog1 https://t.co/b4sKSTCkrO' / Twitter. Retrieved 25 May 2020, from Twitter website: https://twitter.com/IntraMednet/status/1179082669902 221312

@JostoMaffeo. (2020). ?Josto Maffeo? en Twitter: "?? 5 DÍAS POST MORTEM #COVID19 SIGUE PRESENTE ?? #Evidencias Estudio alemán sobre 12 cuerpos, publicado en 'Annals of Internal Medicine', evidencia la presencia de #RNA del virus en #pulmones, #faringe, #hígado, #riñones,. Retrieved 26 May 2020, from Twitter website: https://twitter.com/JostoMaffeo/status/12627873286297 68202

@LANACION. (2020). LA NACION en Twitter: 'Coronavirus: uno de cada tres argentinos siente depresión y ansiedad por la cuarentena https://t.co/CWVlbjUnrb https://t.co/OmPUUrydBh' /

Twitter. Retrieved 7 April 2020, from
https://twitter.com/LANACION/status/1244726615902269441

@ListinDiario. (2020). LISTINDIARIO en Twitter:
'#CienciaLD | Inmunólogos japoneses observan que la
tormenta de citoquinas puede provocar SDRA en
pacientes con COVID-19 https://t.co/JXRu2VL87W
#ListínDiario https://t.co/AXL3BuyDbt' / Twitter.
Retrieved 22 May 2020, from Twitter website:
https://twitter.com/ListinDiario/status/1263557738191302660

@MoniVelasquezV. (2020). Mónica Velásquez en Twitter:
"La pérdida repentina del olfato y el gusto ha sido
señalada como posible síntoma precoz de contagio por
coronavirus . La Sociedad Española de Neurología
(SEN) apunta que en los últimos días se ha detectado
un incremento de pa. Retrieved 22 May 2020, from
Twitter website:
https://twitter.com/MoniVelasquezV/status/1242825671702872064

@Neuro100cias. (2018). Neurocosas en Twitter: "El extraño
caso de Phineas Gage. Este obrero vio su cabeza
atravesada por una barra de hierro de 3 cm de
diámetro. A las 10 semanas su función cerebral estaba
recuperada casi al 100%, pero su personalidad cambió
radicalmente https: Retrieved 16 May 2020, from
Twitter website:
https://twitter.com/Neuro100cias/status/957237940412993537

@OACerebro. (2020). Oscar Arias en Twitter: 'Les presento
a #SARSCoV2 https://t.co/fwVjhtiGmg' / Twitter.
Retrieved 25 May 2020, from Twitter website:
https://twitter.com/OACerebro/status/1263216085551255553

@osinsaargentina. (2020). OSINSA en Twitter: '#hipoxia
silenciosa en #covid19 Más información en nuestra

web: https://t.co/NBYpbicPTS https://t.co/3wr6yr1Tn3' / Twitter. Retrieved 21 May 2020, from Twitter website: https://twitter.com/osinsaargentina/status/12603107285 54266626

@radio_angelica. (2020). Radio Angélica 99.7 en Twitter: "Desde la aparición de primeros casos de coronavirus en diciembre de 2019, pasando por la declaración de pandemia de la OMS hasta superar ampliamente la barrera del millón de infectados, el nuevo SARS-CoV-2 puso en jaque al. Retrieved 15 April 2020, from Twitter website: https://twitter.com/radio_angelica/status/124967479098 3655427

@RadioElite1027. (2020). Radio Elite en Twitter: "La #OMS incluye la dificultad de hablar o de moverse como nuevos síntomas entre los relacionados con el #coronavirus. Entre los síntomas más habituales se encuentran la fiebre, el cansancio, la dificultad para respirar, la opresió. Retrieved 26 May 2020, from Twitter website: https://twitter.com/RadioElite1027/status/12634560708 04156421

@radioyskl. (2020). Radio YSKL en Twitter: "El director de la Organización Mundial de la Salud (OMS), Tedros Adhanom Ghebreyesus, anunció que se cambió el nombre del coronavirus a 'COVID-19'. Una abreviación de la enfermedad que causó la muerte de más de 1.000 personas. La p. Retrieved 4 April 2020, from https://twitter.com/radioyskl/status/1227296755986903 040

@rafaelsolana2. (2020). Rafa Solana ?☠ en Twitter: 'Neurona vista al microscopio electrónico de barrido. Créditos : Detectives de la ciencia https://t.co/z0vukoi27w' / Twitter. Retrieved 16 May 2020, from Twitter website:

https://twitter.com/rafaelsolana2/status/1258345725487
992833

@Renzo_Utili. (2020). Renzo en Twitter: '??? ITALIA aisla
en rígida Cuarentena a 16 Millones de personas, nadie
podrá salir o entrar solo por motivos muy urgentes:
mapa https://t.co/jOCVj3DtrS' / Twitter. Retrieved 4
April 2020, from
https://twitter.com/Renzo_Utili/status/12366207250181
16101

@shildalys. (2020). ☪hildaly☪ en Twitter: "#coronoavirus
24 d enero 2020: #China pone en cuarentena 8 ciudades
más en la provincia d Hubei, atrapando a 35 millones
de residentes en sus ciudades. Al cierre d esta edición,
2019-nCoV ha matado a 26 pacientes, todos en China.
En. Retrieved 4 April 2020, from
https://twitter.com/shildalys/status/1220867654560468
998

@tvs_encarnacion. (2020). TVS Encarnación en Twitter: 'Un
hombre yace muerto en medio de la calle: la imagen que
captura la crisis del coronavirus de Wuhan
https://t.co/GYjxwZpY44 https://t.co/cydLbtTP0V' /
Twitter. Retrieved 17 May 2020, from Twitter website:
https://twitter.com/tvs_encarnacion/status/1223217816
960225280

@vicatallah. (2020). Victor Atallah en Twitter: "La
depresión puede cambiar el cerebro. Personas
deprimidas más 10 años muestran 30% más
inflamación cerebral y Disminuye actividad área
prefrontal cerebro, asociado razonamiento,
personalidad y juicio. Puede llevar pérdida célu.
Retrieved 25 May 2020, from Twitter website:
https://twitter.com/vicatallah/status/1261799595237138
432

Referências

Arias, W. L. (2018). Phrenology and its implications: Brief history about a forgotten issue. *Revista Chilena de Neuro-Psiquiatria*, Vol. 56, pp. 36–45. https://doi.org/10.4067/s0717-92272018000100036

Atkinson, R. C., & Shiffrin, R. M. (1968). Human memory: A proposed system and its control processes. In *Psychology of learning and motivation* (Vol. 2, pp. 89–195). Elsevier.

Baig, A. M., Khaleeq, A., Ali, U., & Syeda, H. (2020). Evidence of the COVID-19 Virus Targeting the CNS: Tissue Distribution, Host-Virus Interaction, and Proposed Neurotropic Mechanisms. *ACS Chemical Neuroscience.* https://doi.org/10.1021/acschemneuro.0c00122

Bhargawa, M. (2012). Dimensional Personality Inventory. *National Psychological Corporation, Agra.*

Carod Artal, F. J. (2020). Complicaciones neurológicas por coronavirus y COVID-19. *Revista de Neurología, 70*(09), 311. https://doi.org/10.33588/rn.7009.2020179

Chandola, D. R. (2016). Is personality of schizophrenics & bipolar patients are similar? *International Journal of Sciences & Applied Research, 3*(5), 51–59.

Cofran, Z. (2019). Brain size growth in Australopithecus. *Journal of Human Evolution, 130*, 72–82. https://doi.org/10.1016/j.jhevol.2019.02.006

Collado-Vázquez, S., & Carrillo, J. M. (2014, September 1). Cranial trepanation in The Egyptian. *Neurologia*, Vol. 29, pp. 433–440. https://doi.org/10.1016/j.nrl.2011.05.012

Damasio, H. (2018). Phineas Gage: The brain and the behavior. *Revue Neurologique, 174*(10), 738–739. https://doi.org/10.1016/j.neurol.2018.09.005

Echavarría, L. M. (2017). Modelos explicativos de las funciones ejecutivas Explanatory models of executive functions. *Revista de Investigación En Psicología, 20,* 237–247. https://doi.org/10.15381/rinvp.v20i1.13367

Ezpeleta, D., & Garcia, D. (2020). Manual COVID-19 para el neurólogo general. *Sociedad Española de Neurología. Ediciones SEN.*

Feldman, S., Camal Ruggieri, I. N., Cícero, A. M., Ceccarelli, E. A., & Lombardia, E. (2020). *Tratamiento del enfermo crí tico de COVID-19-Rev. 2.*

Frangou, S., Chitins, X., & Williams, S. C. R. (2004). Mapping IQ and gray matter density in healthy young people. *NeuroImage, 23*(3), 800–805. https://doi.org/10.1016/j.neuroimage.2004.05.027

Gogtay, N., Giedd, J. N., Lusk, L., Hayashi, K. M., Greenstein, D., Vaituzis, A. C., … Thompson, P. M. (2004). Dynamic mapping of human cortical development during childhood through early adulthood. *Proceedings of the National Academy of Sciences of the United States of America, 101*(21), 8174–8179. https://doi.org/10.1073/pnas.0402680101

Haines, D. E., Faaa, P. F., & Mihailoff, G. A. (2019). *Principios de Nuerociencia: aplicaciones básicas y clínicas.* Elsevier.

Henry, J. D., & Crawford, J. R. (2005). The short-form version of the Depression anxiety stress scales (DASS-21): Construct validity and normative data in a large non-clinical sample. *British Journal of Clinical Psychology, 44*(2), 227–239. https://doi.org/10.1348/014466505X29657

Horowitz, M., Wilner, N., & Alvarez, W. (1979). Impact of Event Scale: A measure of subjective stress. *Psychosomatic Medicine, 41*(3), 209–218.

Hurley, D. (2020). What's Behind the Sharp Increase in Large-Vessel Stroke Risk in Young, Healthy COVID-19 Patients? Retrieved 23 May 2020, from Neurology Today website: https://journals.lww.com/neurotodayonline/blog/breakin

gnews/pages/post.aspx?PostID=958

Instituto de Salud Carlos III. (2020). Situación de COVID-19 o Coronavirus en España. Retrieved 15 April 2020, from Web Instituto de Salud Carlos III website: https://covid19.isciii.es/

Jankelevich, A., Lacassie Q., H., Carolina Carmona, D., Morales, J. F., & Nazar, C. (2020). Recomendaciones para la analgesia o anestesia de pacientes obstétricas con COVID-19. *Revista Chilena de Anestesia, 49*(3), 317–321. https://doi.org/10.25237/revchilanestv49n03.082

Johns Hopkins CSSE. (2020). Coronavirus COVID-19 (2019-nCoV). Retrieved 7 March 2020, from https://www.arcgis.com/apps/opsdashboard/index.html#/bda7594740fd40299423467b48e9ecf6

Jung, K., Shavitt, S., Viswanathan, M., & Hilbe, J. M. (2014). Female hurricanes are deadlier than male hurricanes. *Proceedings of the National Academy of Sciences of the United States of America, 111*(24), 8782–8787. https://doi.org/10.1073/pnas.1402786111

Klok, F. A., Kruip, M. J. H. A., van der Meer, N. J. M., Arbous, M. S., Gommers, D. A. M. P. J., Kant, K. M., … Endeman, H. (2020). Incidence of thrombotic complications in critically ill ICU patients with COVID-19. *Thrombosis Research.* https://doi.org/10.1016/j.thromres.2020.04.013

Luna, K. (2020). Speaking of Psychology: Coronavirus Anxiety. Retrieved 29 February 2020, from APA.org website: https://www.apa.org/research/action/speaking-of-psychology/coronavirus-anxiety

Mark, C. A., Poltavski, D. V., Petros, T., & King, A. (2019). Differential executive functioning in young adulthood as a function of experienced child abuse. *International Journal of Psychophysiology.* https://doi.org/10.1016/j.ijpsycho.2018.12.004

Menn, L., & Bastiaanse, R. (2016, November 1). Beyond

Chomsky versus Skinner: frequency, language processing and aphasia. *Aphasiology*, Vol. 30, pp. 1169–1173. https://doi.org/10.1080/02687038.2016.1168920

O.M.S. (2020). Preguntas y respuestas sobre la enfermedad por coronavirus (COVID-19). Retrieved 18 April 2020, from Web de la O.M.S. website: https://www.who.int/es/emergencies/diseases/novel-coronavirus-2019/advice-for-public/q-a-coronaviruses

O.N.U. (2014). La OMS y UNICEF son las agencias más respetadas en el mundo. Retrieved 20 March 2020, from Noticias ONU website: https://news.un.org/es/story/2014/05/1301751

Ocaña Montoya, C. M., Montoya Pedrón, A., & Bolaño Díaz, G. A. (2019). Perfil clínico neuropsicológico del deterioro cognitivo subtipo posible Alzheimer. *MediSan*, *23*(5), 875–891.

Odriozola-González, P., Planchuelo-Gómez, Á., Irurtia-Muñiz, M. J., & Luis-García, R. de. (2020). Psychological symptoms of the outbreak of the COVID-19 crisis and confinement in the population of Spain. *Pre-Print*. https://doi.org/10.31234/OSF.IO/MQ4FG

Oxley, T. J., Mocco, J., Majidi, S., Kellner, C. P., Shoirah, H., Singh, I. P., … Fifi, J. T. (2020). Large-Vessel Stroke as a Presenting Feature of Covid-19 in the Young. *New England Journal of Medicine, 382*(20), e60. https://doi.org/10.1056/NEJMc2009787

Partanen, E., Kujala, T., Näätänen, R., Liitola, A., Sambeth, A., & Huotilainen, M. (2013). Learning-induced neural plasticity of speech processing before birth. *Proceedings of the National Academy of Sciences of the United States of America, 110*(37), 15145–15150. https://doi.org/10.1073/pnas.1302159110

Poon, S. T. F. (2016). Identifying and Comparing Mystery and Honesty as Emotional Branding Values in Brand Personality Design. *International Journal Of Recent Scientific Research, 7*(3), 9241–9248.

Portellano, J. A. (2000). *Introducción a la neuropsicología.* McGraw-Hill España.

Rodríguez-Leor, O., Cid-Álvarez, B., Ojeda, S., Martín-Moreiras, J., Ramón Rumoroso, J., López-Palop, R., ... Moreno, R. (2020). Impacto de la pandemia de COVID-19 sobre la actividad asistencial en cardiología intervencionista en España. *REC: Interventional Cardiology.* https://doi.org/10.24875/recic.m20000120

Selye, H. (1946). The General Adaptation Syndrome and the Diseases of Adaptation. *The Journal of Clinical Endocrinology & Metabolism, 6*(2), 117–230. https://doi.org/10.1210/jcem-6-2-117

Shallice, T., & Warrington, E. K. (1970). Independent functioning of verbal memory stores: A neuropsychological study. *The Quarterly Journal of Experimental Psychology, 22*(2), 261–273. https://doi.org/10.1080/00335557043000203

Solé-Casals, J., Serra-Grabulosa, J. M., Romero-Garcia, R., Vilaseca, G., Adan, A., Vilaró, N., ... Bullmore, E. T. (2019). Structural brain network of gifted children has a more integrated and versatile topology. *Brain Structure and Function, 224*(7), 2373–2383. https://doi.org/10.1007/s00429-019-01914-9

Terán, E. O., & López-Pascual, J. (2019). *Neuroeconomía: Neurociencia, psicología y economía: tres disciplinas en colaboración* (Vol. 35). EMSE.

Thomson, W. (2014). The Head Stands Accused by the Heart! —Depression and Premature Death from Ischaemic Heart Disease. *Open Journal of Depression, 03*(02), 33–40. https://doi.org/10.4236/ojd.2014.32008

Ti, L. K., Ang, L. S., Foong, T. W., & Ng, B. S. W. (2020, June 1). What we do when a COVID-19 patient needs an operation: operating room preparation and guidance. *Canadian Journal of Anesthesia,* Vol. 67, pp. 756–758. https://doi.org/10.1007/s12630-020-01617-4

Varga, Z., Flammer, A. J., Steiger, P., Haberecker, M.,

Andermatt, R., Zinkernagel, A. S., ... Moch, H. (2020, May 2). Endothelial cell infection and endotheliitis in COVID-19. *The Lancet*, Vol. 395, pp. 1417–1418. https://doi.org/10.1016/S0140-6736(20)30937-5

Wechsler, D. (2012). *Wechsler preschool and primary scale of intelligence—fourth edition*. The Psychological Corporation San Antonio, TX.

Willyard, C. (2020). Coronavirus blood-clot mystery intensifies. *Nature*. https://doi.org/10.1038/d41586-020-01403-8

World Meteorological Organization. (2020). Tropical Cyclone Naming. Retrieved 7 March 2020, from https://public.wmo.int/en/About-us/FAQs/faqs-tropical-cyclones/tropical-cyclone-naming